GUIA PARA PAIS
COM POUCO TEMPO
E MUITO CARINHO

Amigo leitor,

Queremos saber sua opinião sobre nossos livros. Após sua leitura, acesse nosso site (www.editoragente.com.br), cadastre-se e contribua com suas sugestões, críticas ou elogios!

Boa leitura!

LUIS MUIÑO

GUIA PARA PAIS COM POUCO TEMPO E MUITO CARINHO

Tradução de
Leila C. Dinis Fernandes

Editora Gente

Editora
Rosely M. Boschini

Assistente Editorial
Rosângela Barbosa

Produção
Marcelo S. Almeida

Projeto gráfico e diagramação
Editora Gente

Capa
Daniel Rampazzo / Casa de Idéias

Copidesque
Sandra Silva

Preparação
Maria Alayde Carvalho

Revisão
Flávia Almeida Brandão

Título original: *Guía para padres con poco tiempo y mucho cariño*

Rua Pedro Soares de Almeida, 114
São Paulo, SP, CEP 05029-030
Tel.: (11) 3670-2500
Site: http://www.editoragente.com.br
E-mail: gente@editoragente.com.br

Dados Internacionais de Catalogação na Publicação (CIP)
(Câmara Brasileira do Livro, SP, Brasil)

Muiño, Luis
Guia para pais com pouco tempo e muito carinho / Luis Muiño ; tradução de Leila C. Dinis Fernandes. – São Paulo : Editora Gente, 2007.

Título original: Guía para padres con poco tiempo y mucho cariño
ISBN 978-85-7312-575-7

1. Brincadeiras - Aspectos psicológicos 2. Educação de crianças 3. Pais e Filhos 4. Psicologia infantil I. Título.

07-7202 **CDD-649.1**

Índices para catálogo sistemático:

1. Educação dos filhos : Enfrentamento dos problemas diários : Vida familiar 649.1

A Javi, que ainda nutre a esperança de me ensinar a ser pai.

SUMÁRIO

Prólogo 11

1. Meu filho está brincando.
Como educá-lo em momentos lúdicos 17
A formiga e a cigarra 18
Maneiras de viver 19
O recurso aos dois caminhos. Situações cotidianas evolutivas 20
O bebê começa a brincar – de 0 a 1 ano 23
A criança começa a brincar e já sabe andar – de 1 a 2 anos 28
A criança descobre brincadeiras diferentes – de 2 a 4 anos 30
A criança começa a desenhar – de 1 ano e meio a 3 anos 31
A criança já brinca do que mais gosta – de 4 a 6 anos 32
A criança desenha situações – de 3 a 6 anos 34

2. Meu filho anda irritado.
Como educá-lo em situações de tensão 39
Meu filho tem um temperamento! 40
Se quiser ser ouvido, aprenda a levantar a mão –
e a mantê-la erguida 42
Comporte-se ou não lhe devolverei o brinquedo –
ainda que logo me arrependa 43
Aprenda a negociar. Situações cotidianas evolutivas 46
O bebê está chorando – de 0 a 1 ano e meio 49
A criança nos desafia dizendo não a tudo –
de 1 ano e meio a 4 anos 52
A criança acorda sempre mal-humorada – de 2 a 4 anos 53
A criança se irrita sem razão e se comporta mal –
de 4 a 6 anos 55
A criança se irrita com razão e se comporta bem – de 4 a 6 anos 57

3. Meu filho está assustado.
Como educá-lo quando sente medo **59**
Alberto e os ratos 60
Os medos cessam quando não há medo deles 62
Os pais "vendedores" de medo e os que geram confiança 65
As causas do medo. Situações cotidianas evolutivas 67
O bebê tem medo das pessoas que não conhece – de 6 meses a 1 ano e meio 68
A criança tem pânico de certos animais – de 2 a 5 anos 71
A criança não quer ficar sozinha – de 4 a 6 anos 73

4. Meu filho está comendo.
Como educá-lo durante as refeições **77**
Fome de amor 78
Quem tem boca se engana 80
Comer para viver. Situações cotidianas evolutivas 82
O bebê começa a se alimentar – de 0 a 1 ano 82
A criança começa a mastigar – de 1 a 3 anos 84
A criança só come aquilo que gosta – de 3 a 4 anos 86
A criança tem tendência à obesidade – de 4 a 6 anos 89

5. Meu filho tem sono difícil.
Como educá-lo para dormir **93**
Em luta contra o tempo 94
Mas onde se meteu Morfeu, o deus do sono? 95
Observe seu filho enquanto ele dorme. Situações cotidianas evolutivas 97
O bebê não aceitou meus horários de sono – de 0 a 1 ano 98
A criança tem medo do escuro – de 1 ano e meio a 3 anos 101
A criança começa a dormir sozinha – de 3 a 6 anos 104

6. Meu filho está aprendendo regras.
Como educá-lo estabelecendo limites 109
Os tempos mudam 110
Todos os homens são iguais 112
A dificuldade de ser livre 113
Deixe as regras bem claras. Situações cotidianas evolutivas 114
O bebê começa a fazer travessuras – de 0 a 1 ano e meio 115
A criança aprende regras – de 1 ano e meio a 4 anos 116
A criança tem problemas devido à falta de regras – de 4 a 6 anos 121
A criança quer ditar regras a você – de 4 a 6 anos 123

7. Meu filho faz parte de um grupo.
Como educá-lo quando outros influenciam sua educação 127
Como conciliar aquilo que parece impossível 128
Quem educa? 129
Uma nova reconciliação 131
Como entrar em acordo. Situações cotidianas evolutivas 132
O bebê quer estar sempre comigo – de 0 a 1 ano e meio 132
A criança tem medo dos desconhecidos – de 1 ano e meio a 3 anos 133
A criança se adapta ao colégio – de 3 a 4 anos 138
A criança não sente segurança no relacionamento com os outros – de 4 a 6 anos 142

8. Meu filho busca afirmar a personalidade.
Como educá-lo apesar das diferenças 147
O homem-elefante 148
O importante é o interior 149
Algo mais que paz interior 149
Em busca da própria identidade. Situações cotidianas evolutivas 150
O bebê tem alguma deficiência – de 0 a 1 ano e meio 152

A criança se considera um "patinho feio" – de 1 ano e meio a 4 anos 156
A criança não encontra "seu lugar" – de 4 a 6 anos 158

9. Meu filho vive uma situação difícil. Como educá-lo para superar problemas **163**
O computador para quem só gostava de ouvir 164
Alguém indiferente a tudo o que é humano 166
Os seres humanos podem abraçar 169
Resiliência: uma palavra feia e um lindo conceito. Situações cotidianas evolutivas 169
O bebê não aceita que eu volte a trabalhar – de 0 a 1 ano e meio 170
A criança passa por momentos difíceis e não consegue explicar a situação – de 1 ano e meio a 4 anos 174
A criança se sente indefesa diante dos problemas – de 4 a 6 anos 175

Bibliografia **179**

PRÓLOGO

A lembrança que não estava lá

No início do século XX, ocorreu um dos casos mais fascinantes de criptomnésia, ou seja, de recordações infantis que surgem apesar de a pessoa não ter conhecimento delas.

A protagonista do fato, uma jovem normal e comum, transformou-se, a partir de um determinado momento, numa pessoa que se chamava Blanche Poynings, dama que viveu no século XIV. A personagem medieval começou a se manifestar durante uma sessão de hipnose e, desde então, quando a jovem entrava em estado de transe, Blanche Poynings fazia sua aparição e falava sobre sua vida. Contava, por exemplo, assuntos amorosos da corte de Ricardo II que pouquíssimos historiadores conheciam. Descrevia também com exatidão o vestuário de seus contemporâneos, os tipos de pão que as diferentes classes sociais comiam e os nomes de cônjuges, filhos e parentes de diversos personagens da época.

Os testemunhos eram misteriosamente precisos: parecia impossível que aquela jovem simples, que não tinha nenhum conhecimento da época de Ricardo II, pudesse reproduzir tantos detalhes. De fato, ela era a primeira a espantar-se: nunca ouvira falar de Blanche Poynings, o espírito que se manifestava nas sessões de hipnose.

A própria jovem, porém, indicou as pistas para a solução do caso. Numa das sessões, fora de contexto, surgiram três palavras. Era o título de um conto que sua mãe lera para ela quando criança. Na obra, estavam todas as informações sobre Blanche Poynings. O fascinante desse caso é o fato de que, em estado de vigília, a jovem não se lembrava de nada. Hipnotizada, contudo, era capaz de recordar detalhes de todo o livro, inclusive um apêndice genealógico de nomes, com exatidão espantosa.

Educar é coisa de sábios

Como futuro pai, preocupei-me muito quando comecei a ouvir falar de casos como esse. Dei-me conta de que, se podiam ocorrer fatos tão singulares, a influência que eu teria sobre meu filho seria praticamente ilimitada. "Nós pais somos quase onipotentes", pensei. Se uma jovem era capaz de se lembrar de nomes e descrições de um livro que sua mãe havia lido para ela, tudo o que fazíamos, dizíamos e sentíamos poderia influenciar nossos filhos. E, nesse caso, a educação de uma criança se converteria em árduo trabalho.

Por causa de histórias como essa e de outras mais que li em vários livros sobre o tema, fiquei tentado a dar razão ao autor de uma frase que li na entrada de um colégio ("A educação é um assunto muito sério que não podemos deixar nas mãos de nossos pais e professores.") e abandonar a idéia de empreender tão desmesurado esforço. A responsabilidade de educar uma criança me parecia muito difícil. Não sabia se estava preparado.

Além disso, por essa época, eu lia duas obras: um livro sobre psicologia infantil cujo nome, se não me engano, era *Adiós a Todo Eso* [Adeus a tudo isso] e a brilhante autobiografia escrita por Robert Graves. Na primeira, explicavam-se detalhadamente os milhões de possíveis falhas que nós pais podemos cometer na educação de nossos filhos. Na segunda, havia um trecho que explicava como funciona a vida intelectual de um pai que tem filhos pequenos. O trecho dizia assim:

> Continuei meu trabalho porque a necessidade de ganhar dinheiro me obrigava e porque nunca nada me impediu de escrever. Nancy e eu passávamos muito tempo cuidando dos afazeres de casa, o que nos deixava muito pouco tempo livre para qualquer outra coisa (...).

A todo momento meu trabalho era interrompido. Podia reconhecer os tipos de choro das crianças – fome, dor de barriga, xixi, cansaço, birra, vontade de brincar – e aprendi a me preocupar somente com o que era importante. A maior parte dos livros em prosa que escrevi durante esses quatro anos revela as condições às quais me referi: são trechos fragmentários, pouco desenvolvidos e evidentemente foram escritos longe de uma biblioteca.

Considero-me uma pessoa reflexiva, isto é, tenho de pensar muito tempo e com muita intensidade para conseguir fazer mais ou menos bem alguma coisa. Assim, prediziam para mim um fracasso certo: por um lado, os manuais sobre o tema diziam que educar é um trabalho muito complicado e, por outro, meu ilustre Robert Graves me advertia de que não teria nem um minuto para pensar em assunto tão complicado.

Todos somos sábios

Por sorte, dedico-me à psicoterapia já há quinze anos. Trabalho habitualmente com crianças e, além disso, os adultos que tento ajudar também já foram crianças – e tanto uns quanto os outros me passam uma imagem muito diferente do que significa educação.

Em primeiro lugar, os problemas que meus pacientes levavam à terapia indicavam-me que a educação é um processo holístico, ou seja, é preciso vê-la na totalidade. Os atos isolados de nossos pais apenas nos influenciam: o que realmente importa é o processo contínuo. Para educar um filho, não é necessária a preocupação obsessiva com cada ação, cada gesto e cada palavra. Meus pacientes me diziam que o bem ou o mal que seus pais lhes fizeram foram sempre fruto dos objetivos globais. A educação é um todo: o que conta é o conjunto.

Em segundo lugar, minha experiência terapêutica me mostrava que a educação não consiste na transmissão de muitas coisas, e sim na boa preparação de nossos filhos para que eles busquem essas coisas por si mesmos. Na realidade, o objetivo da educação é preparar as crianças para educar a si mesmas ao longo da vida. É necessário transmitir-lhes alguns conceitos básicos (uma amiga dizia sempre que basta ensiná-los a dizer "obrigado", "por favor" e "perdão"), porém ser pai não significa dar continuamente informações aos filhos.

A experiência terapêutica (que é, afinal, a experiência da vida) salvou-me do temor da responsabilidade excessiva. Quatro anos se passaram, e agora muito me alegro por ter perdido o medo do trabalho de educar.

Guia para pais com pouco tempo e muito carinho

Meu filho me ensinou que educar não é tarefa de heróis e que é possível exercer a prática de ser mãe ou pai, embora se tenha pouco tempo, se esteja muito cansado e não se saiba muita teoria psicológica. Para ser bons pais é necessário simplesmente amar nossos filhos e ter capacidade de empatia, isto é, de nos colocarmos em seu lugar, em determinados momentos, para ter paciência suficiente a fim de avaliar seu ritmo de aprendizagem.

A intenção deste livro é estabelecer um modelo de educação que permita que nossos filhos desenvolvam fatores de boa saúde mental: início da personalidade, capacidade para enfrentar problemas, autoestima e resiliência (a capacidade do ser humano de superar situações difíceis), ritmos vitais, tolerância para as questões interpessoais. Falaremos desses conceitos e, sobretudo, nós os aplicaremos a situações práticas.

Os conceitos explicados em cada capítulo são citados a seguir. Como veremos, alguns deles têm um ícone cuja finalidade é facilitar a leitura sem a necessidade de repetir o título a que se refere. As seções que apresentam um ícone estão representadas no interior dos capítulos e demarcadas por quadros.

- **Texto geral**

Servirá para começar a esboçar perguntas sobre o tema de cada capítulo.

- **Uma série de situações**

Elas nos expõem fases da vida cotidiana de nossos filhos nas quais poderemos trabalhar os conceitos tratados no capítulo. Às vezes, essas situações são comuns, circunstâncias surgidas em todos os casos, como em "A criança começa a desenhar". Em outras ocasiões, a situação é um exemplo, entre os muitos apresentados, que permite trabalhar o tema do capítulo. Assim, "O bebê não aceita que eu volte a trabalhar" é um dos muitos assuntos que podem surgir na faixa etária de 0 a 18 meses e nos permitem ajudar nosso filho a aprender e superar as dificuldades. Em ambos os casos, lembramos que as idades apresentam situações características e não há nada de estranho se nosso filho de 5 anos está passando, por exemplo, pela fase de dizer *não* muitas vezes. A faixa etária citada nas situações serve, principalmente, para reconhecê-las melhor e orientar nossas crianças.

- Teoria prática

Nessa seção, encontraremos conceitos teóricos básicos desenvolvidos de forma muito breve e clara.

- A infância mágica

Sob esse título, poderemos ler episódios que ilustram o material teórico e nos aproximam do sugestivo mundo infantil.

- Para conhecer nossos filhos

Aqui, sugerimos experiências ou investigações que ilustram as idéias teóricas do capítulo.

• Como será seu mundo?

Essa seção contém histórias que nos farão pensar sobre o futuro do mundo e os aspectos positivos e negativos da época em que nossos filhos viverão.

Neste livro, vamos perceber que os exemplos se referem, quase sempre, ao mundo ocidental contemporâneo e às tendências que, provavelmente, marcarão o futuro das crianças. Escolhi esses exemplos pois penso que a educação deve basear-se naquilo que cremos ser o futuro, e não naquilo que já sabemos ter ocorrido no passado. Buscar exemplos de culturas ou de épocas ultrapassadas, segundo me parece, é esquecer a finalidade da educação: preparar nossos filhos para o que está por vir.

Embora não conheçamos esse lugar chamado futuro, podemos prevê-lo com base na perspectiva que nos revela o presente. Vamos a ele.

1

MEU FILHO ESTÁ BRINCANDO
Como educá-lo em momentos lúdicos

A formiga e a cigarra

Era verão e a temperatura estava muito agradável. Uma brisa soprava levemente, e aquilo era justamente o que a cigarra precisava para ser feliz. Ela cantava e tocava violão à sombra de uma árvore. Aquilo, sim, era vida: sem esforços, sem objetivos a cumprir e sem metas a alcançar. Apenas o prazer de desfrutar. A cigarra era o ser mais feliz do mundo.

E ela acreditava mesmo nisso. Quando estava no auge da alegria, apareceu por ali uma formiga que levava às costas um grão de trigo muito grande. A cigarra, a princípio, continuou desfrutando seu estado de felicidade e quis que a esforçada formiga participasse de sua triunfante forma de ver o mundo: "Aonde vai com tanto peso? Faz um dia maravilhoso! Poderíamos aproveitá-lo juntas. Daremos boas risadas e, assim, passaremos o tempo. Será muito gostoso".

Mas a formiga nem prestou atenção: continuou seu duro trabalho. Mesmo assim, em meio a tanto esforço, ainda teve tempo de replicar: "Você que não se cuide, dona cigarra! O mais importante na vida é fazer bem as coisas. A única felicidade que existe é a satisfação de verificar que nossos objetivos foram cumpridos. Quando o inverno chegar você vai ver! Não terá nada para comer e se arrependerá!". Logo o inverno chegou. Segundo as diversas versões da fábula, ocorreram os fatos mais dramáticos (a cigarra morre enquanto a formiga, sadicamente, ri dela) ou os mais solidários (a formiga reparte o trigo com a cigarra e ambas decidem que, no ano seguinte, trabalharão e se divertirão juntas, aprendendo uma com a outra).

Em todo caso, é importante ressaltar que há um momento muito decisivo nessa fábula: aquele em que a cigarra e a formiga descobrem que não há um único tipo de felicidade...

Maneiras de viver

Na verdade, quando falamos de *felicidade*, tendemos a confundir dois fenômenos totalmente diferentes: a *felicidade-cigarra* e a *felicidade-formiga*.

A primeira, a *felicidade-cigarra*, é a felicidade hedônica. Nós a sentimos quando desfrutamos os prazeres vitais simples: um belo pôr-do-sol, uma boa comida, um rápido momento em que ouvimos a música de que tanto gostamos. Ser hedonista significa desfrutar atividades que aparentemente não servem para nada. Quando usufruímos esse tipo de felicidade, não pretendemos ser mais poderosos, não procuramos quem realmente nos ame, tampouco desejamos fazer bem as coisas. A *felicidade-cigarra* consiste em viver *por* viver.

A segunda, a *felicidade-formiga*, é aquela que alcançamos quando cumprimos um objetivo. Podemos desfrutá-la ao receber elogios por uma tarefa bem-feita, ao aceitar uma oportunidade de trabalho bastante desafiante ou ao terminar um relatório difícil. Cada atividade tem um sentido claro: subir um degrau que nos faça avançar no caminho vital, e isso nos traz conforto e alegria. A *felicidade-formiga* consiste em viver *para* viver.

A coexistência dos dois tipos de felicidade é sintoma de uma mente saudável. Não há por que escolher um só. Nós nos adaptaremos melhor às circunstâncias se buscarmos um ou outro em razão do momento vital em que nos encontramos:

A)- Desfrutar a vida sem pensar em objetivos serve para recuperar o ritmo vital e nossa forma de ser. Quando vivemos a *felicidade-cigarra* e nos centramos em nossa bolha de hedonismo, as pressões do exterior deixam de existir e voltamos a ser nós mesmos. Isso é muito importante para enfrentar os momentos de estresse ou as ocasiões em que as circunstâncias externas querem impor alguma coisa que não se refere a nossa verdadeira forma de ser.

B)- Entretanto, a fixação de objetivos serve para nos proporcionar uma sensação de estrutura. Quando realizamos nossos sonhos, sentimos que a vida segue determinado caminho, e o novo passo que acabamos de dar nos mantém nesse caminho. A *felicidade-formiga* nos proporciona um sentido vital, permite que as alegrias e as tristezas sejam algo mais que simples momentos isolados.

Esses dois estados de ânimo são diferentes e, por isso, quando se fazem investigações sobre o tema, descobre-se que os seres humanos alcançam esses dois tipos de felicidade de forma independente. Em alguns momentos, vivemos a felicidade-cigarra e, em outros, a *felicidade-formiga*. Buscamos, em certas ocasiões de nossa vida, apenas uma delas. Em outras, combinamos as duas.

O recurso aos dois caminhos
Situações cotidianas evolutivas

Educar é, em grande parte, orientar nossos filhos nos caminhos que eles possam percorrer. A brincadeira nos serve para ajudá-los a encontrar o caminho que os conduza ao de ânimo que buscarão ao longo da vida: a *felicidade-cigarra* e a *felicidade-formiga*. Em alguns momentos, o aspecto lúdico será uma forma de desfrutar o prazer dos sentidos e, em outras ocasiões, uma maneira de planejar os objetivos fundamentais.

Vamos continuar seguindo, pouco a pouco, por esses dois caminhos. Cada etapa nos dará uma oportunidade de introduzir nossos filhos nas questões essenciais acerca desses dois aspectos da vida. Nos primeiros anos, veremos que o lado cigarra será estimulado, progressivamente, por suas primeiras sensações, pelo ritmo, pelo prazer de rir, brincar e ser adulto, entre outros. O lado formiga começará a ser cultivado graças à capacidade, ainda incipiente, de manipular as brincadeiras e o corpo: aprender a andar será o maior objetivo. Depois, o aprendizado vicário (ou aprendizado por imitação) fará com que a criança represente continuamente situações nas quais consegue atingir seus objetivos.

A partir dos 2 ou 3 anos, lentamente, ambos os aspectos da vida começarão a se estabelecer. Por um lado, nosso filho seguirá desfrutando o mundo das sensações dentro do mundo real e em seu mundo imaginário: se sentirá o rei e fará o que quiser. Nesse mesmo universo, poderá igualmente desenvolver aspectos que façam evoluir seu lado formiga, ou seja, uma imagem de si mesmo que o ajude a atingir seus objetivos, um sentido para suas ações e também para o que será quando crescer, um estilo de pensamento que lhe permita analisar o mundo. Por meio do lúdico – o jogo e o desenho –, nosso filho acabará por amadurecer os dois aspectos básicos de sua personalidade.

Mudar o mundo

O aspecto lúdico da relação com nossos filhos não se dá apenas na brincadeira tradicional, e sim, também, em atividades mais proveitosas, como cozinhar, preparar uma festa em casa ou fazer compras, que a criança pode interpretar como divertidas brincadeiras. A diferença é que, além disso, esse tipo de ação é real, ou seja, tem conseqüências sobre o que nos cerca, e a criança pode aprender com os resultados.

Nossa tendência de sempre proteger nossos filhos nos faz esquecer um aspecto muito importante da psicologia infantil que é a neces-

sidade de intervir na realidade. A partir de certa idade, a criança, para ser feliz, precisa sentir que pode, às vezes, mudar o mundo.

Há alguns anos, Robert Nozick, professor de Filosofia de Harvard, descreveu uma curiosa experiência mental. Propôs que seus leitores imaginassem uma máquina que lhes pudesse proporcionar qualquer tipo de experiência que desejassem. Nesse aparelho, teriam as mesmas sensações e sentimentos que, na verdade, experimentariam no mundo. Poderiam, por exemplo, conhecer o exato sentimento de conseguir a paz mundial, de viver as emoções, de ganhar na loteria ou de participar do mesmo estado mental, os quais se adquire depois de ter uma idéia brilhante e criativa, que pode proporcionar fama e dinheiro. Tudo isso, certamente, ocorreria dentro da máquina e o mundo externo continuaria o mesmo. Seriam simples sensações. Nada se tornaria real.

Uma vez introduzidas na máquina, porém, as pessoas não se lembrariam de ter entrado nela e jamais poderiam sair. O que acha? Você aceitaria essa experiência?

A imensa maioria dos pesquisados respondeu que *não*. Para eles, esse aparelho seria somente uma enorme ilusão. Assim, o filósofo demonstrou que as pessoas necessitam da felicidade real, consciente, que se faça presente no mundo. Não nos basta o bem-estar, queremos que nosso sentimento corresponda à realidade.

Nós, freqüentemente, nos esquecemos de que isso também acontece com nossos filhos. Por causa de nossa ânsia de proteção, podemos converter seu universo em um lugar parecido com a máquina de Nozick em que a criança permanece feliz sem viver o mundo real. À medida que cresce, sua felicidade depende cada vez mais, da sensação de controle interno que ela adquire: para ficar à vontade precisa saber que gradativamente controla as rédeas da própria vida.

Por isso, é essencial que muitas vezes nossos filhos brinquem de verdade. Os novos aprendizados são tarefas difíceis e nós, os pais, talvez por não ter muito tempo para ensiná-los, preferimos penteá-los e vesti-los a dedicar um esforço e um tempo muito valiosos à missão de ajudá-los a aprender por si mesmos e a corrigir seus erros. Devemos deixá-los participar das tarefas cotidianas, permitindo que aprendam a resolver os pequenos conflitos diários, superando modestos objetivos. Assim, eles saberão que podem também mudar o mundo.

O bebê começa a brincar – de 0 a 1 ano

Lembre-se de que, no princípio, a capacidade infantil de manipular objetos é limitada. Por isso, nos primeiros meses, seu filho se relaciona com o mundo pela visão, pela audição e pelo tato. Suas primeiras brincadeiras serão olhar os rostos em redor e perceber os objetos móveis, sonoros e de cores vivas. Você pode também aproveitar o ambiente que o cerca para estimulá-lo. Alguns objetos especiais são bons para despertar seu interesse, como lençóis bem estampados, meias com detalhes chamativos ou uma almofada colorida, entre outras coisas.

Aos poucos, seu filho entrará na fase do desenvolvimento sensorial e motor, isto é, aprenderá a utilizar o próprio corpo. Ponha à disposição dele brincadeiras ativas, que estimulem as sensações e os movimentos. O mais estimulante nos seis primeiros meses de vida são os brinquedos móveis (dê preferência aos pedagógicos, cujas peças podem ser trocadas para variar a composição), os mordedores, as bolas e os brinquedos macios, os retratos plastificados (reconhecer imagens é uma brincadeira muito estimulante para os bebês), os espelhos e os brinquedos sonoros. Procure principalmente os que emitem sons quando são manipulados, apertados ou agitados.

Comece a brincar com ele desde o primeiro dia. A princípio, dê prioridade às atividades de linguagem e ritmo. Cante para ele, por exemplo, melodias de compasso bastante definido ao trocar suas fraldas, abraçá-lo ou fazê-lo dormir. Depois, ponha em prática brincadeiras e atividades motoras, aproveite para dançar com ele, balance-o no berço, afague-o ou embale-o ao ritmo musical simples. O bebê gosta de ficar sentado sobre seus joelhos e de passear pela casa em seu colo. Faça isso sempre com suavidade e firmeza, assim ele pensará que é uma brincadeira.

Integre nas brincadeiras os progressos do bebê. Pouco a pouco, ele se lembrará dos conceitos simples, vai identificar sua presença, conhecer as partes do próprio corpo e reconhecer as pessoas que vê com freqüência. Além disso, os objetos servirão de estímulo, pois o bebê adora colocá-los e retirá-los de caixas e procurá-los se estiverem escondidos. No final dessa fase, ele imitará sons, dando início à fala, e estará pronto para andar. Você deve escolher brinquedos que estimulem essas novas capacidades. Alguns bons exemplos: um joão-bobo sonoro (que se pode pôr sobre a mesa onde ele come ou junto do cadeirão para que o balance), bolas, brinquedinhos com rodas, livros feitos de material resistente ou de plástico (de preferência com ilustrações grandes e simples), cubos grandes e macios, bonecos de pelúcia (devem ser bem confeccionados em uma única peça), vasilhas, copos e brinquedos que bóiem (a banheira pode transformar-se, nessa fase, em um mundo de sensações através das quais ele descobrirá a gravidade e o peso, entre outras coisas).

No final dessa fase, procure variar o mais possível as brincadeiras com a criança. Estimular sua curiosidade é essencial e, para isso, procure atividades que lhe permitam fazer perguntas sobre o mundo. Esconda um objeto em uma das mãos e peça que adivinhe em que mão está, assopre com ele através de tubos e buracos para descobrir sons diferentes e imite as vozes dos animais. Comece também a estimular a consciência do perigo e da necessidade de se proteger. Leve-o nas costas, por exemplo, de cavalinho e diga a ele que é muito importante segurar firme e subir agarrado a seu braço. Ensine-o também a cair corretamente usando um colchão macio.

Procure pensar na melhor maneira de educar seu filho em cada brincadeira. Por um lado, a criança cultiva sua faceta cigarra ao aprender a desfrutar as sensações (por meio da visão, audição, ou tato) e a se divertir com a curiosidade, em brincadeiras nas quais os objetos aparecem e desaparecem de sua vista, por exemplo. Por outro lado, aprende a cumprir os objetivos e a desfrutar a felicidade-formiga quando consegue fazer funcionar um brinquedo ou quando encontra um objeto que flutua melhor na banheira. Incentive sempre seu filho, assim o ensinará a ser feliz.

Aproveite as primeiras brincadeiras com seu filho para estabelecer uma "aliança emocional". A oportunidade de conhecer o mundo sob sua proteção vai ajudá-lo a se sentir seguro e fará com que ambos deixem de olhar um para o outro e passem a olhar o mundo de vocês.

Encontrar a si mesmo

Uma das questões que se definem nos seis primeiros anos de vida de nossos filhos é o ajuste entre os diferentes conceitos que eles têm de si mesmos. A brincadeira representa um equilíbrio contínuo entre o que se é e o que se poderia ser. Enquanto seu filho brinca, ele experimenta possibilidades que formarão três conceitos essenciais durante toda a vida:

- O *eu real*, ou seja, o que ele acredita ser.
- O *eu ideal*, ou seja, o que ele gostaria de ser.
- O *eu indesejável*, ou seja, o que ele não quer ser.

Seu filho será feliz quando conseguir um bom ajuste entre esses três conceitos. É, por exemplo, muito importante que o *eu ideal* esteja um pouco afastado do eu real, mas somente um pouco. Se as metas dele estiverem muito longe daquilo que pensa ser, o fará sentir-se mal, diminuirá a sua auto-estima e seu filho ficará frustrado por não alcançar essas metas. Se o fato de gostar ou não de si mesmo depende da realização desses desejos, a distância entre o *eu ideal* e o *eu real* pode paralisá-lo em vez de contribuir corretamente com seu aprendizado. Quando, porém, os ideais de seu filho estiverem um pouco além do que ele acredita ser, os desejos de se tornar melhor lhe servirão de incentivo.

Eis outro exemplo: seu filho está mais em contato com o *eu indesejável* do que com o *eu ideal*. Afinal de contas, nossos sonhos são hipotéticos, pois trata-se de coisas que gostaríamos de ter, mas não temos. O *eu indesejável*, contudo, é tremendamente real e baseia-se em experiências em que sentimos humilhação, medo, raiva ou tristeza. Muitas vezes, educamos nossos filhos alicerçados nesse conceito negativo: nós os ensinamos a não ser maus (incentivamos o afastamento do *eu indesejável*) em vez de ajudá-los a ser bons procurando a proximidade do *eu ideal*.

A brincadeira é básica para aprender a lidar com esses três aspectos da criança e construir uma personalidade sadia.

Aprendizado por imitação

Quando Amala e Camala, duas meninas de pouca idade, foram encontradas juntas em uma toca de lobo na Índia, nos anos 1920, fugiam como gatas ariscas diante de qualquer ser humano. As duas meninas andavam como os quadrúpedes: tinham grandes calosidades nos cotovelos, nos joelhos e nas mãos e apresentavam também articulações ósseas fortes e grandes, anormais nos seres humanos, nos pulsos, cotovelos e joelhos. Além disso, tinham desenvolvido um poderoso sentido auditivo e um aguçado sentido olfativo. Quando não havia luz, ficavam em estado de alerta e depois da meia-noite, jamais dormiam, permanecendo em constante movimento. Qualquer ruído, por menor que fosse, chamava-lhes a atenção.

Amala e Camala emitiam grunhidos, latidos, gemidos e chiados e uivavam para se comunicar com seus antigos companheiros, os lobinhos que haviam sido capturados com elas na toca. Ambas gostavam de carnes cruas e carniças. O homem que as encontrou, o reverendo Singh, ficou atônito ao descobrir que uma das meninas foi capaz de expulsar alguns abutres do cadáver de uma vaca, de maneira bem prática e eficaz, apesar de essas aves serem bem maiores que ela.

Outras crianças adotadas por bichos também desenvolveram um tipo de comportamento animal. Muitas podiam cheirar e ouvir melhor que qualquer ser humano e pareciam não sentir as mudanças de temperatura. Todos esses meninos "selvagens" cheiravam a comida e se cheiravam entre si, como fazem os cachorros. Depois de ter sido capturadas e inseridas novamente na sociedade humana, muitas dessas crianças "ferozes" continuaram mostrando ao menos algum tipo de comportamento animal e bem poucas aprenderam a falar corretamente.

O aprendizado vicário, ou aprendizado por imitação, tem papel essencial no desenvolvimento de nossos filhos. Curiosamente, porém, nós o esquecemos: tendemos a pensar que a maioria de nossos atos é premeditada. Acreditamos que os interiorizamos de forma voluntária e, em algum momento, decidimos o que queremos aprender. Nós nos esquecemos de que não é bem assim, pois muitas de nossas condutas foram aprendidas por imitação de nossos pais, e nossos filhos farão o mesmo.

Os casos extremos dados como exemplo nos lembram de que tudo o que fazemos servirá de modelo para nossos filhos. A princípio, nossa forma de trabalhar, de nos relacionar com nosso parceiro ou de nos divertir vai incorporar-se em suas brincadeiras. Mais adiante, quando forem adultos, nossos filhos utilizarão muitas de nossas estratégias em sua vida profissional e amorosa ou em suas horas de lazer. Agora é o momento de refletir sobre as condutas que não queremos transmitir às crianças e de aproveitar suas brincadeiras para analisar nossos atos.

Amala e Camala imitaram aqueles que consideravam seus pais. Nossos filhos farão o mesmo e serão nossos reflexos em muitos aspectos, como nos gestos, no jeito de falar e no humor. Por isso, precisamos ser seu melhor exemplo ajudando-os a viver mais felizes.

A criança começa a brincar e já sabe andar de 1 a 2 anos

Com cerca de 1 ano, a criança começa a se mover, engatinhar, manter-se de pé, andar, correr e saltar. O corpo é seu melhor brinquedo. Cada uma dessas etapas é necessária para a fase seguinte: é preciso andar para correr, engatinhar para andar e assim por diante. A confiança no próprio corpo vai ajudá-la a ter segurança e a desenvolver a auto-estima. Além disso, o corpo representa um brinquedo fabuloso que lhe permite aprender a pensar ("Como tenho de mexer as pernas para me balançar sozinha?"). A primeira brincadeira será, portanto, um acolchoado grosso e macio no qual a criança possa engatinhar e depois, quando já estiver andando, brinquedos para empurrar ou puxar e andadores. Além disso, ela compartilhará com você brincadeiras de movimentos simples, como correr, saltar e bater palmas juntos. Brinque também de trenzinho ou de esconde-esconde, mas deixe que ela o encontre logo!. Todas essas brincadeiras desenvolvem as habilidades motoras e são muito úteis para gastar o excesso de energia que todas as crianças têm.

Durante o segundo ano de vida, a criança adquire uma nova habilidade de extrema importância para seu desenvolvimento: a capacidade de representar. Essa conquista permite sair do aqui e agora: começam a existir o futuro, o passado e os espaços que não estão no momento diante dela. Agora pode dizer o que fez e o que vai fazer. Ajude-a a usar essa capacidade para encontrar um sentido vital em suas experiências e relacioná-las ("Você prefere ir ao parque pela manhã ou de tarde? Por quê? Prefere ficar sozinha ou chamar outras crianças? De que amigo do parque você gosta mais?"). Nessa fase, a criança também imita o que não está presente, e a brincadeira do "faz-de-conta" é realmente importante por causa do tempo que passa entretida com ela. Com sua ajuda, esse jogo simbólico pode converter-se em "brincadeira real": arrumar a casa enquanto brinca de ser papai ou mamãe ou ajudar a guardar os brinquedos fazendo de conta que é um vendedor ou uma vendedora, por exemplo.

O tipo de brincadeira dessa idade vai introduzir a criança na sociedade: é o momento da endoculturização. Esse é o processo pelo qual ensinamos a nossos filhos os padrões culturais vigentes. Esses padrões são transmitidos por meio de dois métodos: por um lado, as crianças imitam os adultos (aprendizado vicário) e, por outro, praticam em suas brincadeiras as formas de agir que terão quando crescerem, sempre à medida que os adultos lhes derem indicações disso. Nessa idade, seu filho está começando a descobrir realidades distintas (brinca de médico, de professor, de papai ou mamãe). É o momento de começar a livrá-lo de estereótipos sexuais, valores anti-sociais e de racismos. Isso deve ser feito de forma gradual, sem sermões. Um exemplo: não interrompa sua brincadeira quando ele expressar valores que você não considera adequados. Entre na brincadeira e conte uma nova história da qual façam parte os valores positivos que deseja transmitir.

Aos poucos, os melhores brinquedos serão os amigos. Com eles, seu filho vai inventar as melhores aventuras e aprender a cooperar e a negociar. Na brincadeira de faz-de-conta, uma coisa pode converter-se em qualquer outra, mas há alguns objetos que, por seu simbolismo, facilitam muito esse processo: um telefone, alguns utensílios de cozinha e brinquedos pedagógicos, entre outros.

A criança descobre brincadeiras diferentes de 2 a 4 anos

A partir dos 2 anos, as brincadeiras da criança se diversificam. Seu filho começa a construir a própria personalidade, e isso o leva a escolher um ou outro tipo de brincadeira. As possibilidades tornam-se infinitas, e suas escolhas abrem-lhe caminhos. O lado cigarra e o lado formiga de seu filho podem desenvolver-se de forma sadia por meio de qualquer escolha que venha a fazer. Não importa que ele finja ser um paleontólogo principiante e transforme sua casa em um parque jurássico ou um enfermeiro superprotetor que alimenta e cuida com carinho de todos os seus bonecos. O essencial é que aprenda que existem muitas formas de entender a vida (muitos sentidos vitais) e experimente todas para descobrir a que mais lhe agrada.

A organização dos brinquedos vai ajudar seu filho a organizar a mente e a adquirir o próprio sentido vital. É muito comum que, a partir dos 2 anos, as crianças comecem a amontoar brinquedos em todos os cantos da casa. Você deve evitar isso por uma questão de convivência, mas não se pode exigir de uma criança que ela recolha suas coisas quando pára de brincar sem predeterminar um lugar para cada objeto. Antes de pedir isso a ela, é preciso ensiná-la a classificar e a arrumar os brinquedos, estabelecendo um local para cada um. É aconselhável escolher esse local em conjunto, pois isso ajuda a criança a se estruturar. Procure guardá-los perto do ambiente onde seu filho costuma brincar e veja se esse lugar dispõe de iluminação e ventilação apropriadas. Após encontrar o local adequado, uma boa idéia é dar nome a cada espaço. Alguns exemplos: o "cantinho da magia", onde ficam os jogos e os livros, o "cantinho dos animais", o "cantinho das profissões", com os brinquedos de médico, os carrinhos e os blocos de construção. Se você, sempre que seu filho parar de brincar, insistir para que guarde os brinquedos no lugar certo, conseguirá criar uma rotina. Para ajudá-lo, pouco a pouco, a se habituar com essa conduta, lembre-se de que as crianças também aprendem por imitação. Se você não se organizar, seu filho tampouco será ordeiro. Quanto mais escolhas ele fizer, maiores serão suas vivências e mais intensa sua aprendizagem. Para que tudo fique em ordem, use caixas grandes. Você pode comprá-las ou até mesmo confeccioná-las com a colaboração de seu pimpolho.

A criança começa a desenhar – de 1 ano e meio a 3 anos

Nessa idade, o desenho significa para seu filho, sobretudo, um meio de explorar os vários mundos. Desenhar um castelo ou uma casa é uma forma de entrar nesse mundo com total segurança. A criança sabe que aquilo não é real e, portanto, não há perigo nenhum. Por isso, é bom deixá-la livre na hora de escolher a temática. Caso lhe pareça que os desenhos expressam alguns temas difíceis (monstros, morte, violência), permita mesmo assim que seu filho os faça. Além disso, o fato de ele escolher um tema, e não outro, se torna esclarecedor, visto que nos ajuda a conhecer melhor o que se passa em sua cabeça. Quando seu filho acabar e caso se o tema lhe pareça delicado, reserve algum tempo para integrar o desenho a uma história que ele possa entender. Se, por exemplo, o desenho mostra uma menina com uma mancha vermelha, como se fosse sangue, ajude-o a incorporar esse sangue em um contexto ("A menina se machucou, mas desenharemos um médico para curá-la.").

A criança já brinca do que mais gosta – de 4 a 6 anos

Determinadas dificuldades parecem às vezes insuperáveis para a criança, e talvez você possa ajudá-la com alguma brincadeira. Durante a brincadeira, é possível abordar a questão explicando, um de cada vez, os aspectos referentes ao problema. Com isso, a criança terá a chance de analisar a situação e suas possíveis reações diante da dificuldade encontrada. Os cuidados com o nascimento de um irmão, por exemplo, constituem um tipo comum de conflito que costuma aparecer disfarçado nas brincadeiras como uma reação aos processos internos que a própria criança desconhece. A brincadeira simbólica que imita determinada situação ajudará a criança a aceitar a realidade ao apresentar o problema de forma nova e agradável. Ela pode brincar com as bonecas de "como se comporta com seu irmão" ou de "como gostaria que seu irmão se comportasse". Peça-lhe que mostre como gostaria de ser tratada e que reaja durante a brincadeira como gostaria de ter reagido na realidade. Será uma forma perfeita de começar essa preparação, uma vez que a criança vive o que é factível e correto, pode penetrar nesse terreno imaginário e dar vazão a seus impulsos.

Evite interromper a criança: a brincadeira, para ela, tem significado próprio. Quando interrompemos qualquer brincadeira, nós privamos a criança de encontrar um argumento criado por ela mesma com um intuito de que nem sempre conseguimos compreender. Permita, portanto, que seu filho invente suas histórias e imagine o final como quiser. Nas narrações dele, nada é imutável, pois até os mortos podem ressuscitar. Assim, deixe-o livre para dar sentido a elas. Se você deseja reorientá-las, entre na brincadeira, mas não interrompa a criança.

Quando brincar com seu filho, acompanhe-o no processo de aprender a pensar. Nós nos esquecemos, muitas vezes, de que a brincadeira é a melhor oportunidade de fortalecer o desenvolvimento cognitivo de nossos filhos. Como adultos, tendemos a estimular sua capacidade de análise quando surgem problemas reais (no colégio ou com os irmãos, por exemplo), mas não nos damos conta de que no mundo real a criança não tem muita capacidade de manobra. Brincando, ela pode experimentar com mais amplitude sua forma de entender o mundo. Por isso, é importante ajudar seu filho a encontrar brincadeiras que lhe proporcionem estímulo adequado. Procure atividades que o façam pensar e o levem um pouco além daquilo que domina no momento, mas cuidado para não extrapolar. Em outras palavras, brincadeiras que o estimulem, mas não o façam sentir-se indefeso.

O sentido da vida

Viktor Frankl foi um psiquiatra que sofreu a brutalidade dos campos de concentração da Alemanha nazista. Ali, em meio àquele sofrimento, Frankl se perguntava: "As pessoas que estão aqui (e havia muitas crianças) perderam tudo e padecem de fome, frio e violências sem fim. Como é possível, para elas, acreditar que vale a pena continuar a viver?"

Assim, procurou saber como funcionava a mente daquelas pessoas. Uma vez que apenas suportava as próprias dores, tratava de aprender com aqueles que faziam isso melhor do que ele. Chegou, aos poucos, a uma conclusão: as pessoas que resistiam melhor eram as que conseguiam dar sentido à experiência que viviam no momento.

Nós, seres humanos, não buscamos apenas o hedonismo (felicidade-cigarra), para nós é também importante alcançar nossos objetivos (felicidade-formiga). Por isso, podemos suportar o sofrimento mesmo sem perceber que ele tem um sentido vital e nos ajuda a conquistar nossas metas. Algumas das pessoas que Frankl investigou no campo de concentração agarravam-se à vida graças aos filhos, outras, graças a um talento, a uma habilidade inexplorada, à política ou à religião. Todas, porém, tinham um objetivo a cumprir quando saíssem dali. Tinham um motivo para lutar.

Educar seu filho é também ajudá-lo a encontrar um sentido vital. Isso não significa que você deva fazer com que seu objetivo de vida seja também o dele. Com o decorrer do tempo, seu filho encontrará o sentido da própria vida. Brincar é mais uma chance de encontrar esse sentido vital. A vantagem de explorar essas oportunidades é a possibilidade de fazê-lo de maneira mais lúdica. Em suas brincadeiras, a criança vai experimentar atitudes que se dirigem a diversos sentidos vitais: a aventura, a criação de uma família, o acúmulo de dinheiro ou o poder, por exemplo.

Dê a seu filho, quando ele fizer perguntas, pistas que o orientem, mas evite as respostas prontas. Assim, ele aprenderá que não há uma única solução na hora da escolha. Você, afinal, já sabe que a escolha de uma solução específica depende do objetivo pretendido.

Brinque com seu filho e faça perguntas que o ajudem a entender o que é mais importante para ele: "Você acha que a boneca se importará se ficar sozinha? O que esse dinossauro está procurando: comida ou amigos?". Isso estimula a criança a pensar.

A criança desenha situações – de 3 a 6 anos

Nessa idade, os desenhos da criança refletem seus sentimentos e suas preocupações. A criança ainda não tem idade, por exemplo, para nos cobrar, em uma conversa, mais tempo e atenção. Ainda não tem maturidade para iniciar uma conversa desse tipo, mas sente nossa ausência e sofre com isso. Nossos filhos podem até não falar sobre suas inquietações e necessidades, mas manifestam de alguma forma seus sentimentos, por isso precisamos estar atentos. O desenho é uma das maneiras pelas quais a criança se expressa. Na maioria das vezes, o sol, as árvores, a casa e as pessoas representadas são, na realidade, símbolos, "palavras" com as quais comunica preocupações que não consegue explicar verbalmente.

Mude seu ponto de vista de "crítico de arte". Trata-se de seu filho: não preste atenção nos desenhos somente quando destacam os dotes artísticos dele. É necessário estar atento às preocupações que as crianças sentem e às descobertas de seu mundo. Se seus desenhos não puderem ajudar a compreender melhor o que as perturba, precisamos incentivá-las sem esquecer o momento de valorizar seu talento artístico. O desenho é importante porque nos permite conhecer um pouco melhor nossos filhos.

Não se prenda a interpretações esotéricas. Você encontrará por aí muitas versões extravagantes do significado dos desenhos de seu filho. Alguns exemplos: se a fumaça da chaminé vai para a esquerda, isso demonstra insegurança. E se houver muitos círculos, significará, em parte, que a criança se lembra de seu passado como embrião, se a pessoa desenhada tem o braço direito mais largo que o esquerdo, indica que a criança tem muita segurança em si mesma e assim por diante. Nenhuma dessas interpretações tem base científica, elas só servem para que você veja problemas que não existem e o impedem de compreender, de fato, o que seu filho quer dizer. Não há interpretações mágicas: os elementos de um desenho somente fazem sentido em razão das circunstâncias particulares da criança e se forem analisados na totalidade.

O desenho é uma das primeiras formas de comunicação: não é definitivo, mas é importante. Você deve ficar atento aos elementos repetitivos: se a criança faz muitas vezes o mesmo desenho, isso significa que o objeto representado é no momento o centro de sua atenção. Se isso ocorre, é porque ela está integrando esse objeto em seu mundo, e você deve ajudá-la. Lembre-se também de que a criança vê o mundo de modo diferente do seu e, às vezes, questões que para você não constituem novidade (um beijo visto em um filme ou um acidente transmitido pela televisão, por exemplo) são, para ela, difíceis de interiorizar. O mundo em que a criança vive é extraordinário e está cheio de surpresas. Por isso, devemos observar cuidadosamente seus desenhos, que são uma forma de acostumá-la a nos contar tudo o que a preocupa. Além disso, por não expressar as preocupações verbalmente, a criança se sente mais livre e capaz de manifestá-las através de seus desenhos.

Nunca pense que o desenho, por si só, traduz o sentimento de seu filho. Peça à criança que conte a você o que desenhou. Pergunte-lhe o que está tentando expressar: o que acontece no desenho? Como se sentem os personagens? O que você gostaria que acontecesse depois? Os desenhos que ela faz sobre a família podem ajudar-nos a compreender como se sente conosco e com os demais. Pergunte-lhe por que desenhou alguns familiares e não outros e reflita sobre suas respostas. Um exemplo: às vezes, quando nasce um novo irmãozinho e a criança se sente desprezada por causa disso, ela não o desenha. Embora alegue não haver mais espaço para representá-lo, isso pode indicar que ela, realmente, gostaria que o irmãozinho não existisse. Essa é sua forma de expressar o que de fato sente. É importante, nesse caso, evitar censuras ao desenho.

Leve em consideração o destinatário. Grande parte dos desenhos que as crianças fazem destina-se a uma pessoa específica, e somente a essa pessoa: a professora, o pai, a mãe, um irmão que está no hospital e assim por diante. O desenho é uma mensagem dirigida de fato a alguém e somente tem sentido em razão da relação que a criança mantém com essa pessoa no momento.

Aqueles que não brincam

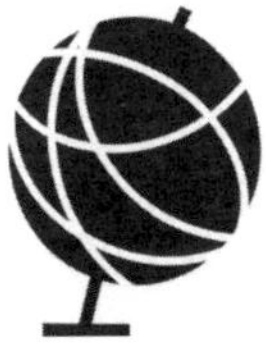

Daniel Moritz Schreber, pedagogo alemão do século XIX, propôs em seus livros um dos sistemas de educação mais rígidos de que se tem conhecimento. O método de Schreber (que foi o pedagogo adotado pelo regime nazista) está baseado no ensinamento da hierarquia e na imposição de normas estritas desde tenra idade. A brincadeira, o aspecto lúdico da vida, que leva ao que chamamos de felicidade-cigarra, não tem sentido para esse autor no mundo moderno.

Embora o estilo de educação de Schreber nos pareça ultrapassado, alguns autores modernos nos demonstram que a idéia básica dos ensinamentos do pedagogo alemão está presente em certos métodos contemporâneos de educação infantil. São estratégias que, ao centralizar-se exclusivamente na realização do objetivo, esquecem o que esses métodos podem causar à saúde mental da criança. Esses novos métodos não aconselham maus-tratos físicos, mas não hesitam em propor equivalentes psicológicos.

O aspecto lúdico da vida (o lado cigarra) é tão importante quanto a realização dos objetivos (o lado formiga). Se quisermos ajudar nossos filhos a crescer psicologicamente sadios, será preciso entendê-los como uma totalidade.

O exemplo de Schreber pode servir-nos de advertência: seu filho mais velho enlouqueceu e acabou por suicidar-se. O segundo foi mais feliz de início: parecia ter seguido um bom caminho e chegou a ser um eminente juiz. Mas seu fim também foi terrível: enlouqueceu aos 42 anos e morreu em um hospital psiquiátrico.

2

MEU FILHO ANDA IRRITADO
Como educá-lo em situações de tensão

Meu filho tem um temperamento!

Dizem que o temperamento é como a saúde: não nos damos conta de quanto é importante até que se abale.

Em determinadas situações nos falta firmeza. Nesses momentos, nossas necessidades, nossas opiniões e nossas críticas deixam de ser ouvidas, e é como se ficássemos invisíveis, como se não existíssemos. O resultado final é a sensação de que os outros se aproveitam de nós: parece que os favores que fazemos convertem-se em obrigações e ninguém nos agradece. Não expressamos nossas críticas para que a outra pessoa não se aborreça e, por fim, nos calamos, nos resignamos ou fazemos pior: depois de haver suportado muito e exatamente no momento menos indicado, explodimos da forma mais inadequada – com a pessoa errada. Definitivamente, é preciso evitar essas explosões – e a melhor fase para aprender a ter firmeza é a infância.

Nós, pais, de fato supomos que ensinar nossos filhos a controlar seu estado de ânimo é muito importante. Por isso, quando falamos com os outros sobre as explosões deles, costumamos defendê-los com frases do tipo:

• Fico admirado porque Jonas é apenas uma criança e já sabe pedir o que quer. Tenho certeza de que, quando crescer, saberá defender-se.

• Sara, quando cisma, não há quem a faça mudar de idéia. Tem uma energia!

• O pequeno Hugo já sabe usar o raciocínio para defender seus interesses. Quando percebe que o outro não está agindo como ele quer, não sossega até chegar a um acordo. Ele nasceu para a política!

Se prestarmos atenção às exaltadas defesas que fazemos do caráter de nossos filhos, ficará evidente para nós a necessidade de instigar neles a firmeza de opiniões. Mas depois, na intimidade, as coisas não ficam tão claras porque o problema se volta para nós. Quando estimulamos a força de vontade de nossos filhos, suas primeiras práticas serão aplicadas com os próprios pais. E não é fácil ensinar alguém a ser firme quando o aprendizado recai sobre o "professor"!

Com base em nossas reações diante de suas demonstrações de oposição (choros, birras, zangas, acessos de raiva), nossos filhos vão aprender a melhor forma de mostrar firmeza. Por isso, os momentos de tensão tornam-se excelentes oportunidades de educá-los nesse aspecto.

Além disso, o fato de sermos pais nos dá uma vantagem considerável: estamos presentes em muitos momentos. Desde que nossos filhos começam a manifestar suas primeiras irritações sem palavras, quando ainda bebês, até que, já maiores, nos dizem o que não lhes agrada, temos a oportunidade de ensiná-los.

Por isso, neste capítulo, vamos aprender a educá-los nessas situações de forma bem prática e gradual, dos primeiros meses até os 6 anos de idade.

Mas antes são necessários dois conceitos teóricos, úteis, desenvolvidos nas situações práticas que explicaremos nos tópicos apresentados a seguir.

Se quiser ser ouvido, aprenda a levantar a mão – e a mantê-la erguida

Como já foi dito, no fundo todos nós sabemos ser muito saudável que nossos filhos aprendam a controlar a tensão que surge inevitavelmente em todas as relações humanas. É melhor que aprendam a manifestar seus desacordos e a reclamar as necessidades que não foram atendidas por nós. Esse é o início de toda negociação: cada pessoa expressa suas queixas, chega-se a um acordo e, como depois da tempestade vem a bonança, cada uma das partes pode usufruir o que conseguiu.

Não há dúvida: para chegar a usufruir o fruto colhido em uma boa negociação, primeiro é necessário passar pela fase de tensão. E aí se põe em jogo um dos fatores que mais nos caracterizam como indivíduos: a tolerância que temos à tensão interpessoal.

A tolerância à *tensão interpessoal* é o potencial individual que nos torna capazes de enfrentar situações criadoras de inquietação nas relações com os outros. Muitas pessoas, por exemplo, sentem-se incomodadas ao fazer críticas a um ente querido. Essa é uma típica situação de tensão interpessoal, e diante dela cabem duas possibilidades: tolerá-la e, ainda que não se sinta à vontade, expressar toda a crítica ou não resistir à tensão e interrompê-la.

Há muitas outras situações que nos incomodam: dizer a alguém que sua atitude nos causa mal-estar, discordar de uma pessoa que admiramos, comunicar uma notícia triste, receber uma crítica ou um agrado, por exemplo. Tudo isso traz incômodo, e suportar a mágoa que nos causa qualquer circunstância desse tipo sem nos contrariar é difícil. Como podemos então ensinar nossos filhos a tolerar a tensão interpessoal?

A) Em primeiro lugar, temos de nos esforçar para suportar melhor essas situações tensas. A aprendizagem por imitação é essencial ao ser humano. É, sobretudo, fundamental naquilo que mais nos caracteriza como pessoas. Nossos filhos não provam diversos tipos de personalidade até ficar com a mais adequada, e sim, com certeza, vão imitar e adotar a nossa, a menos que isso não lhes traga bons resultados. É, portanto, importante saber que somos totalmente responsáveis pelo nível de tolerância à tensão interpessoal que nossos filhos terão durante toda a vida.

B) Em segundo lugar, devemos passar às crianças a idéia de que a tensão interpessoal não é negativa. Se reagirmos com naturalidade a seus desacordos, suas críticas e reclamações, nós as faremos ver que a tensão faz parte das relações humanas. É normal que, às vezes, ocorram desconfortos ou preocupações entre pais e filhos. Além disso, é preciso transmitir-lhes a noção de que uma relação na qual nunca há discussões é uma relação ruim: uma das duas partes está escondendo o que tem a dizer. Se nossos filhos não são capazes de manifestar suas necessidades, nós podemos, às vezes, feri-los sem ter consciência da dor que causamos. Assim, as crianças precisam perceber que podem dizer o que pensam. Para isso, devemos reagir com tranqüilidade quando levantam a mão (ou a voz), quando se fazem notar e nos expõem sua opinião – embora, talvez, não queiramos escutá-las.

Comporte-se ou não lhe devolverei o brinquedo – ainda que logo me arrependa

Mas o que significa reagir com naturalidade? Há um conceito que pode ajudar-nos a encontrar essa reação ideal: a *assertividade*. Nós psicólogos chamamos de *assertividade* a capacidade de nos fazer respeitar e de impedir que os outros ignorem nossos direitos. Ser assertivo é conhecer a igualdade. Costuma-se relacionar essa capacidade com as questões de saber dizer *não*, de conseguir que valorizem nosso trabalho ou de ser capazes de manter relações igualitárias. Mas com freqüência nos esquecemos de uma coisa fundamental: é importante ser assertivo com nossos filhos. Isso é essencial para nossa saúde mental, mas é também necessário para que eles aprendam o que é assertividade.

Há três formas básicas de reagir diante de nossos filhos:

- *Ser passivos*, ou seja, agir como se eles fossem mais importantes que nós e suas necessidades e seus interesses mais relevantes que os nossos.
- *Ser agressivos*, isto é, agir como se estivéssemos acima deles, como se o mundo deles não fosse tão importante quanto o nosso.
- *Ter uma atitude assertiva* e reagir sabendo que, embora desempenhemos papéis diferentes na relação, nós somos tão importantes quanto eles.

Nós pais tendemos a nos comportar com nossos filhos do mesmo modo que fazemos com as outras pessoas: somos assertivos ou somos passivos e agressivos (oscilando de um estilo excessivamente brando a outro demasiadamente duro). Para aprender a reagir às irritações de nossos filhos de uma forma que dê bons resultados pedagógicos, a primeira coisa a fazer é conhecer a nós mesmos e aprender a ser mais assertivos.

Entretanto, é necessário ter consciência do que exigimos de nós como pais: interiorizamos uma lista de direitos ou pensamos que, para ser pais, devemos deixar de ser pessoas? Cuidado! A interiorização dos direitos de pais não significa assumir racionalmente esses direitos. Quase todos acreditam que essa lista é sensata, mas poucos realmente a praticam no cotidiano. Para nós, é difícil tolerar a tensão de ver nosso filho passar um momento difícil, e costumamos *dramatizar* o assunto pensando ser preciso evitar a todo custo que a criança sofra – nem mesmo um pouquinho. A maioria dos pais tem embutida a idéia de que é terrível deixar de fazer o que a criança quer de vez em quando, e por isso tendemos à superproteção para evitar que ela se irrite.

A idéia de aproveitar as situações tensas para transmitir atitudes assertivas significa, precisamente, ensinar a nossos filhos que a tensão não é ruim. E você pode praticar a assertividade com seu filho desde a mais tenra idade.

Como você se comunica com os outros?

Os seres humanos têm três formas básicas de comunicação:

1. A comunicação passiva é aquela que mantemos quando evitamos expressar o que sentimos ou pensamos por causa do medo da reação dos outros. Falamos pouco e agimos menos, ou seja, ficamos com a sensação de que "devíamos ter dito" e "devíamos ter feito", mas não dissemos nem fizemos nada. Poderíamos dizer que agindo de forma passiva temos a sensação de agradar ao outro fazendo-lhe favores, evitando contradizer suas opiniões (para um passivo, o fato de se impor e dizer não é, muitas vezes, uma auto-agressão) e pondo todas as nossas coisas à disposição. O problema é que, apesar de tudo isso, provavelmente acabaremos por perder o que desejamos porque a outra pessoa nos pedirá cada vez mais e, por fim, não poderemos atendê-la. Além disso, é inevitável o sentimento de decepção, pois não recebemos de volta tudo o que damos. Essa forma de comunicação costuma ter como conseqüência uma linguagem não-verbal em que se evitam o olhar e os gestos.

2. A comunicação agressiva é aquela que praticamos quando, com gestos ameaçadores e postura corporal de confronto, explicamos ao outro o que "tem de fazer", o que "deve fazer" ou afirmamos que "seria muito melhor para todos que, sem sombra de dúvida, cada um fizesse sua obrigação". Tudo isso vem acompanhado de um olhar imperativo que, entre outras coisas, tem como objetivo não dar tempo nem espaço para que a pessoa pense. O problema desse comportamento é que os outros têm o mau costume de continuar a fazer o que querem e de continuar a dar sua opinião, e nós, os mandões, nos tornamos unicamente um obstáculo que precisa ser superado. No final, o mundo também nos decepcionará porque seguirá seu curso, impassível, sem se importar conosco nem com o que pensamos.

3. A comunicação *assertiva*, por fim, é aquela que fica justamente no meio do caminho entre as duas anteriores: nem passiva

nem agressiva. O olhar direto que deixa, contudo, espaço para a intimidade sem pressão, a expressão facial descontraída, a capacidade de elogiar, mas também de criticar, algumas expressões do eu ("penso que...", "minha opinião é...", "eu gostaria que...") e expectativas realistas com relação aos outros são as qualidades que caracterizam esse tipo de comunicação.

Na realidade, as duas primeiras atitudes costumam andar juntas: quando somos passivos com alguém, normalmente compensamos essa atitude agindo de maneira agressiva com os outros. Acumulamos tensão porque nos sentimos humilhados nas relações passivas e descarregamos essa energia negativa no primeiro que aparece. Afinal, como diz o velho ditado, quando fazemos uma reverência profunda a alguém, acabamos por dar as costas a outra pessoa.

E agora algumas perguntas: como você costuma comunicar-se com os outros? Qual é sua forma mais comum de se relacionar? Sua tendência é ser passivo e agressivo ou assertivo?

Aprenda a negociar
Situações cotidianas evolutivas

De fato, a primeira oportunidade de educar nossos filhos utilizando seus momentos de irritação aparece quando ainda são bebês e começam a chorar. Depois, quando crescem e passam a falar, eles aprendem uma palavra: *não*. Às vezes, parece que a repetem o tempo todo... Aos poucos, evoluem sutilmente do *não* sistemático (um modo de comunicação arcaico, mas necessário para seu desenvolvimento) ao *não* reflexivo, que afirma seus gostos e suas escolhas.

Para educar nessas situações de tensão, é preciso recordar que o principal objetivo é ensinar a criança a manifestar suas preferências e a negociar com base nelas. Por isso, é importante prestar atenção no momento evolutivo no qual se encontra: a birra de uma criança de 2 anos diante de uma vitrine de brinquedos não é a mesma coisa que a irritação de uma criança de 5 anos porque não a deixamos ir com seus amigos ao parque.

Uma última observação antes de passar à ação: o conteúdo deste capítulo corresponde à reação ideal a essas situações do ponto de vista pedagógico. Em outras palavras, ele indica o que conseguiremos fazer apenas uma entre dez vezes. Não há motivo de preocupação: o importante é ter em mente o objetivo.

Não quero que você se sinta culpado toda vez que perder a cabeça ou deixar de fazer das situações de tensão uma oportunidade de aprendizagem. Saiba que nenhum pai ou mãe é capaz de suportar o estresse de uma discussão com seus filhos e esbanjar paciência e amabilidade em cada uma das decisões que deve tomar. Se tentássemos fazer isso, a única coisa que conseguiríamos seria o cansaço de tentar suportar a tensão interpessoal e deixar de lado o necessário exemplo de assertividade por considerá-lo uma missão impossível. Para evitar isso, é preciso parar por um minuto antes de enfrentar a manha de nossos filhos. Primeiro, pare, analise como estão seu ânimo e sua motivação. Se não sentir nenhum dos dois, diga isso a seu filho: ele o entenderá desde que você lhe fale com assertividade. O primeiro direito básico dos pais deveria ser: "Poder ficar, às vezes, cansado e aborrecido".

Lembre-se: "Um casaco é uma peça que vestimos em nossos filhos e quando nós, os pais, sentimos frio". Pois algo similar acontece com as situações de tensão: a razão e os gritos são coisas que cedemos a nossos filhos quando não podemos suportar a tensão de vê-los aborrecidos. Haverá dias em que você não terá condições físicas de enfrentar seu filho. Nesses momentos de esgotamento, se perceber que o problema não é prioritário nem vai influenciar a lógica de sua maneira de educar, traga à tona seu lado cigarra, esqueça a culpa, dedique-se às brincadeiras com seu filho e curta o momento.

Em outras ocasiões, porém, quando você dispuser de tempo e tiver ânimo, vista seu uniforme de pai-educador ou de mãeeducadora e trate de seguir as orientações deste livro. Em vez de se sentir culpado devido a tensão, sinta-se responsável pela formação de seu filho e aproveite a discussão para educá-lo com assertividade. Será muito bom para ele aprender a negociar. E para você também.

Direitos básicos dos pais

1. Ter o direito de dizer *não* aos filhos. Isso, de fato, acontece freqüentemente. Frustramos nossos filhos porque eles esperam que a todo momento, estejamos à disposição de seus interesses. Lembre-se de que as expectativas de seu filho são egoístas (exatamente como as de qualquer outra pessoa). Caso não satisfaça todas as vontades dele, não se preocupe. Você só estará errado se agir em desacordo com sua escala de valores.

2. Ter o direito de tomar decisões, pois afinal os pais são responsáveis por seus filhos. A responsabilidade e a tomada de decisões andam sempre juntas: seu filho não pode decidir por si mesmo porque não teria meios de assumir a responsabilidade pelas decisões que tomasse. Assim, não esqueça: a última palavra é sempre sua.

3. Ter o direito de não justificar determinados comportamentos pessoais. Se você tiver tempo e vontade de explicar a seus filhos por que toma certas decisões particulares, ótimo. Mas, se não tiver nenhum dos dois, lembre-se de que o fato de ser pai ou mãe não quer dizer que toda a sua vida deva ser tema de uma decisão familiar.

4. Ter o direito de mudar de opinião. Esse não é apenas um direito, e sim uma necessidade de saúde mental. As pessoas menos felizes são aquelas que nunca mudam de opinião. A rigidez é uma péssima tática mental. Você já sabe, portanto: procure manter uma linha de atuação coerente, mas admita diante de seus filhos que, às vezes, muda de opinião e se sente feliz por isso.

5. Ter o direito de cometer erros. Lembre-se: "Quem estiver livre de pecado que atire a primeira pedra". Cometa erros e responsabilize-se por eles. Você perceberá que, ao fazer isso, se sentirá mais livre e agirá de modo mais natural.

6. Ter o direito de dizer "eu não sei". Nosso papel social nos impôs a idéia de que, como pais, devemos dar resposta a tudo. Isso não está certo. Há muitas coisas que não sabemos. Às vezes, por exemplo, desconhecemos as conseqüências de nossas ações e tomamos certas atitudes sem saber os problemas que poderemos causar aos outros. A resposta "eu não sei" é, às vezes, a única forma de dizer a verdade.

O bebê está chorando – de 0 a 1 ano e meio

Seu filho chora porque alguma coisa o perturba, portanto ajude-o a relaxar. É importante recordar que provavelmente nada grave está acontecendo. Um estudo recente revelou que os bebês de 6 semanas choram em média quase três horas por dia, sem motivo aparente. Nos primeiros meses, os bebês têm necessidade de calma, silêncio e repouso. As brincadeiras agitadas, a passagem freqüente de um colo para outro e a falta de ritmo vital na casa cansam o recém-nascido. Se os pais não estiverem tensos, a criança se sentirá mais relaxada e chorará menos.

O bebê não está chorando, apenas quer comunicar-se. Desde o primeiro mês, o repertório dele é muito variado: fortes e vigorosos gritos que indicam fome, grunhidos com agitados movimentos de cabeça quando tem sono, choro devido ao incômodo de estar sujo, de sentir frio ou calor em demasia e gritos de dor por causa de uma otite ou de irritação devido a uma crise de soluços que não o deixa dormir. Aos poucos, acrescente suaves melodias à rotina do bebê para acalmá-lo. A partir do terceiro mês, são comuns os gemidos sem lágrimas que chamam sua atenção para que você o pegue no colo. Após o oitavo mês, há as infalíveis birras. Como vê, é um vasto repertório que, afinal, constitui uma maravilhosa forma de comunicação. De fato, de tempos em tempos chega-nos a notícia da comercialização de algum artefato que serve para revelar o significado de cada choro do bebê. Não se preocupe: embora esse "tradutor" mágico ainda não seja perfeito, os pais acabam por desempenhar muito bem esse papel. Com o passar do tempo, naturalmente, ganham segurança e entendem o que os bebês querem dizer.

Aceite a idéia: por algum tempo, suas noites não serão mais as mesmas. Após a chegada do bebê, é quase impossível dormir uma noite tranqüila durante os dois primeiros meses de vida dele. O fato de saber disso vai acalmar você: a maioria de nossos problemas tem relação com a decepção de nossas expectativas. Se acredita que seu filho será a única criança, em toda a história da humanidade, que vai deixar seus pais dormirem em paz, você terá uma tremenda decepção. O melhor, portanto, é ficar preparado e ter paciência, muita paciência.

Pergunte ao pediatra. Não hesite em expor todas as suas dúvidas a ele. As informações que temos sobre os diversos motivos do choro do bebê nos chegam por intermédio da família, dos amigos ou da leitura de livros e revistas. Informe-se melhor com o pediatra: ele sabe mais, ainda que seja somente pela experiência profissional.

Estabeleça um ritual de procedimento. Evite improvisar quando o bebê chorar. Alguns exemplos desse tipo de ritual poderiam ser:

- Verificar, em silêncio, o que se passa, a começar por ver se ele tem fome, sono, frio ou calor.
- Se o choro continuar por dez ou quinze minutos, trate de acalmá-lo com palavras doces e suaves porque muitas vezes essa inquietação se deve à constância do choro (o bebê fica nervoso porque está chorando e por isso chora ainda mais).

• Se o choro persistir, pegue o bebê no colo.

• Se o bebê continuar chorando e gemer, verifique sua temperatura.

Se o choro persistir por mais tempo que o habitual, procure um médico. Esse é um exemplo possível de ritual, mas não é, evidentemente, o único. O importante é ter um esquema mental de atuação: as regras só podem ser aperfeiçoadas quando existem.

Nos primeiros meses, não se preocupe e procure confortar o choro do bebê. Antes do terceiro ou quarto mês, o bebê não tem capacidade associativa suficiente para chorar com o único intuito de atrair sua atenção. Estudos demonstram que os bebês que recebem atenção quando choram tornam-se crianças mais seguras – e menos choronas. À medida que conhecer melhor seu filho, a forma de reagir às lágrimas dele começará a mudar. Tente fazer coisas diferentes conforme o choro de seu bebê e a hora do dia ou da noite. Você pode recorrer a palavras, sorrisos, canções de ninar, mamadeiras ou brinquedos. Não se preocupe: aos poucos, conhecerá bem seu filho graças à experiência prática que adquirir.

Chorar

O obstetra francês Frédéric Leboyer propôs há algumas décadas uma explicação original para as cólicas dos bebês. Segundo sua teoria, nascer significa passar dos movimentos livres feitos no ventre materno à imobilidade quase forçada do berço, o que causaria as cólicas.

O choro representaria, segundo o obstetra, uma forma de movimento. Como não pode fazer outra coisa, o bebê chora. Essa seria uma metáfora interessante do significado real do choro, em nível psicológico, porque nós choramos quando nos sentimos impotentes e queremos romper nossa imobilidade. As lágrimas, de certa forma, servem como substitutas daquilo que gostaríamos de fazer.

A criança nos desafia dizendo não a tudo – de 1 ano e meio a 4 anos

Lembre-se de que a fase do *não* é necessária para a formação da personalidade da criança. Esse *não*, na verdade, não é uma negação, e sim uma pergunta. Quando você diz a seu filho que os brinquedos estão espalhados pela casa, ele automaticamente diz *não*. É como se simplesmente perguntasse: "Eu acho que não vou guardá-los, e você?" Ele nem espera sua ordem para apanhar os brinquedos e já dispara um *não*. Essa é a forma que a criança encontra para provocá-lo e, ao mesmo tempo, é sua maneira de começar a buscar autonomia.

Suas atitudes diante da negação da criança também influenciam a formação da personalidade dela. Vamos, por exemplo, supor que dizemos a nosso filho que pare imediatamente de comer pipocas. Como está em plena fase da negação, ele não nos deixa sequer terminar a frase e já nos diz não. Nesse caso, a atitude mais positiva seria permitir que ele comesse só mais um pouco (com isso, respeitamos seu desejo de autonomia). Devemos, porém, verificar se ele de fato acatou essa ordem.

Quando tomar uma decisão, não volte atrás. Se começar a ceder com freqüência nessa fase, você confundirá a mente da criança. Além disso, criará um grande problema porque seu filho agirá com você, e com as outras pessoas, como um tirano. Não se culpe, portanto, por ser firme nem por contrariá-lo: tenha certeza de que ele prefere a coerência à indecisão.

A cruzada das crianças

Vemos em nosso redor muitos exemplos dos problemas que podemos causar a nossos filhos quando não somos assertivos com eles. Mas talvez o caso mais significativo de crianças que tiveram um triste final porque nada conseguiu impor limites a elas seja *A cruzada das crianças*, um episódio narrado pelo cronista Albéric de Trois-Fontaines e ratificado por alguns historiadores modernos, ainda que outros discordem sobre alguns detalhes.

Em meados do século XIII, Etiènne, um pastorzinho francês de pouca idade, teve uma visão na qual Jesus Cristo o nomeava seu mensageiro com o propósito de que fizesse uma peregrinação à Terra Santa e retirasse o Santo Sepulcro das mãos dos infiéis. Graças à força que essa visão lhe deu, o pastor atravessou a França e conseguiu que milhares de meninos e meninas se juntassem a ele. A idéia da cruzada das crianças se estendeu pelo país: os pais eram incapazes de controlar seus filhos, que roubavam armas, improvisavam outras com as ferramentas de trabalho na lavoura, choravam até arrancar deles a permissão para seguir viagem ou fugiam durante a noite e se punham a caminho de Marselha.

A falta de assertividade daqueles que poderiam detê-las levou essas indomáveis crianças ao desastre. Quando se cansaram de esperar que o mar se acalmasse, conforme a ordem de Etiènne, embarcaram em sete navios rumo à Terra Santa. Dois deles afundaram com todos os ocupantes. Os outros acabaram nos mercados de Alexandria, onde os sobreviventes foram vendidos.

A criança acorda sempre mal-humorada – de 2 a 4 anos

Se seu filho acorda (pela manhã ou após o almoço) de péssimo humor, comece a procurar a origem desse mal-estar. Os sintomas do problema são sempre os mesmos: a criança responde mal a todos, permanece totalmente inerte e se mostra bem irritada. De qualquer modo, é preciso combater o problema porque essa atitude pode tornar-se uma escalada de mau humor (ela transfere-lhe a culpa de sua irritação, você revida e assim por diante) que certamente, estragará o dia da família toda.

Lembre-se de que há várias causas possíveis:

• *Seu filho não descansou o suficiente.* Verifique o período em que ele realmente dorme sem considerar a hora em que se deita e se levanta. Pense que nessa idade é conveniente dormir ao menos dez horas para de fato descansar e enfrentar a rotina com atitudes melhores.

• *Seu filho está passando por maus momentos.* As crianças, assim como os adultos, têm seus problemas. Talvez seu filho esteja passando por uma situação difícil que atrapalha seu sono. Aproveite qualquer outro momento do dia (e não quando acaba de acordar) para conversar com ele. Você pode levá-lo a passear no parque, por exemplo, e quando estiver receptivo pergunte sobre seu professor, seus amiguinhos, sua coleção de figurinhas e outras coisas. Se não houver nada que chame sua atenção, procure falar com os professores, com os colegas e, se necessário, com suas mães (talvez seu filho tenha contado a eles algo que ainda não contou a você).

• *Seu filho atravessa uma fase de medos ou pesadelos.* Se for assim, tente amenizar a situação com outros meios, como deixar a luz do corredor acesa até que ele pegue no sono ou ler uma história calma na hora de dormir. Além disso, peça-lhe para contar seus sonhos e, juntos, procurem uma solução, como "reinventar" os pesadelos dando-lhes um final feliz. No capítulo cinco, voltaremos a esse assunto.

• *Trata-se de um hábito, seu filho sempre acordou de mau humor.* Isso é normal para ele, e assim não faz nenhum esforço para controlar o próprio temperamento quando acorda, seja qual for o momento do dia ou da noite.

• *É importante dar o exemplo.* Você deve ser a primeira pessoa a acordar bem-humorada. Talvez precise de algum tempo para isso: se for o caso, ajuste o despertador para tocar meia hora mais cedo. Assim, quando chegar o momento de acordar seu filho, você já estará bem-disposto. Converse com ele e tente, sem culpá-lo, fazê-lo entender que levantar cedo não é fácil para ninguém. Incentive-o (sempre sem culpá-lo) a se esforçar para que toda a família tenha um bom ambiente. Diga-lhe que você também age dessa forma e espera o mesmo dele.

• *Observe bem a hora em que seu filho vai se deitar.* A primeira coisa a mudar é a hora em que ele vai para a cama. É fundamental dormir pelo tempo suficiente, caso contrário será inútil observar horários, pois a criança já se levantará cansada, e seu organismo exigirá mais horas de descanso.

• *Acorde-o aos poucos e não deixe que ele se levante em cima da hora.* Dê cinco ou dez minutos para que seu filho desperte e se espreguice na cama. Trate-o com carinho e brinque com ele até acordá-lo totalmente. Não tenha pressa nesse momento. Na véspera, antes de se deitar, deixe tudo preparado para a manhã seguinte: material escolar, roupas e outras coisas.

Não aceite a idéia de que seu filho é assim mesmo e não há nada a fazer. Se você agir passivamente, nada mudará. Faça o contrário: no primeiro dia em que ele demonstrar alguma mudança de comportamento (ainda que dure apenas cinco minutos), agradeça e diga-lhe que se sente orgulhoso de seu esforço, pois sabe que essa é uma fase ruim que em breve passará.

A criança se irrita sem razão e se comporta mal – de 4 a 6 anos

Se o problema estiver relacionado aos modos, aproveite para ajudar seu filho a entender a diferença entre "ter razão" e "fazer com que lhe dêem razão". Essa é a primeira lição que seu filho precisa aprender para ser assertivo: se nos comportarmos mal, perderemos a razão. Comece explicando estratégias simples para conseguir o que ele quer sem necessidade de exigir nem de se irritar. Se pedir algo de forma autoritária ou chorosa, interrompa-o imediatamente dizendo-lhe que, enquanto ele agir assim, você nem sequer vai ouvi-lo. Não entre no jogo dele porque, se fizer isso, vai demonstrar-lhe que a agressividade dá resultado: corte o mal pela raiz antes que a situação se agrave. Algumas palavras em tom firme bastarão para acalmá-lo.

Se o problema for real, ou seja, se a criança estiver errada, aproveite para ensiná-la a argumentar. Esse é o momento ideal para estimular a capacidade de argumentação de seu filho mediante perguntas socráticas (segundo o método pedagógico do filósofo grego Sócrates): em vez de lhe dar respostas óbvias, deixe que ele as descubra. Se a criança, por exemplo, lhe pedir que fique em casa para terminar de ler uma história, não lhe responda: "Não posso, preciso trabalhar". Pergunte-lhe algo que a faça pensar: "O que acha que aconteceria se eu não fosse trabalhar?" Com essa atitude, você ensinará seu filho a argumentar.

Quando a criança grita ou se joga no chão, interrompa de imediato o que ela estiver fazendo, desligue a televisão ou o som e, se for possível, leve-a com firmeza, mas sem brutalidade, a outro lugar da casa, diferente do local onde costuma brincar. Explique-lhe que ali ela poderá continuar com a birra e peça-lhe que avise assim que se acalmar, pois nessas condições você não vai ouvi-la nem dar atenção a ela.

A criança se irrita com razão e se comporta bem – de 4 a 6 anos

Lidar com as críticas de um filho não é tarefa fácil. A reação calma diante da censura de um filho e a capacidade de não ver nisso o fim do mundo, mantendo a auto-estima, é uma tarefa complicada. Você vai passar por isso algumas vezes. Mas não se preocupe: ninguém é herói todos os dias e todas as horas. Quando conseguir reagir bem às reclamações justas de seu filho, vai ensinar-lhe que, assim como você, ele também deve aprender a receber críticas e se desculpar por seus erros. Caso não consiga reagir bem ao "puxão de orelha" dele, espere o choque passar e depois peça perdão sem deixar de refletir sobre os pontos em que você precisa corrigir-se.

Deixe seu filho dizer tudo o que tem a dizer. Lembre-se de que, para os seres humanos, uma crítica é um ato de duplo sentido. A crítica serve tanto para tentar mudar o outro quanto para expressar nossa raiva. Se não deixar seu filho desabafar, ele não ficará satisfeito – mesmo que o primeiro sentido de sua crítica seja realizado. Permita-lhe concluir seu desabafo e dizer que sua atitude foi injusta, embora você talvez já saiba disso. E, caso seu filho tenha razão, concorde logo com ele.

Não aproveite a ocasião para responder com outra crítica. Quando nos censuram, temos a tendência de nos sentirmos agredidos e respondemos com outra crítica que não tem nada a ver com o assunto. Com relação a nossos filhos, esse é um impulso recorrente. Uma criança é, por definição, um ser humano que freqüentemente comete erros, portanto sempre teremos, guardadas na manga, muitas censuras à espera do momento certo para ser usadas. Não caia na tentação porque essa tática impossibilitará qualquer diálogo. Cada coisa a seu tempo: se tiver críticas a fazer, espere o momento adequado.

Pergunte a seu filho o que você pode fazer para melhorar e corrigir suas falhas. As críticas são oportunidades de aprender, inclusive quando vêm de nossos filhos. Além disso, o papel de pais nos requer a responsabilidade de dar exemplos com nosso comportamento. Não queremos educar nossos filhos para que sejam perfeitos. Tentamos, portanto, ajudá-los a aceitar os próprios erros, superando-os e aprendendo com eles. Em outras palavras, queremos educar nossos filhos para que desfrutem o direito de falar e a oportunidade de aprender através dos erros. Para isso, não há nada tão eficaz quanto nos convertermos em seus primeiros exemplos.

3

MEU FILHO ESTÁ ASSUSTADO
Como educá-lo quando sente medo

Alberto e os ratos

Em 1919, um psicólogo norte-americano realizou uma das experiências mais inquietantes da história da psicologia. O objetivo era simples: tratava-se de educar um bebê para que tivesse medo de alguma coisa que de início lhe era indiferente.

O bebê, chamado Alberto, tinha medo de ruídos muito fortes, mas os animais não o assustavam. Por isso, o desafio proposto pelo psicólogo foi fazer com que o menino tivesse pânico de um animal específico: o rato. Para conseguir isso, decidiu associar a aparição do bicho a um barulho estrondoso. O rato surgia na frente do menino e, por sua vez, o pesquisador batia alguns metais. Depois, o animal (o rato, não o psicólogo) fugia, e o barulho cessava. O bicho voltava a aparecer, e outra vez o estrondo. Isso se repetiu por doze vezes seguidas.

Quando teve fim essa maldade de associar a presença do rato ao terrível barulho, Alberto realmente passou a ter pavor do animal. De fato, o rato lhe dava medo mesmo que aparecesse sozinho, sem o barulho dos metais. Assim que via o roedor, o menino começava a chorar. E mais: o bebê passava mal quando se aproximava de qualquer coisa parecida com um rato: um casaco de peles ou um coelho, por exemplo. O sinistro pesquisador conseguiu seu objetivo: gerar em uma criança o medo de algo que, no início, lhe era completamente indiferente.

O psicólogo, que se chamava Watson, como o ajudante de Sherlock Holmes, é considerado o fundador do condutismo (behaviorismo). Segundo essa forma de entender a psicologia, existe pouco determinismo nos medos humanos: qualquer pessoa, animal ou objeto pode nos causar temor se o associarmos a alguma coisa que previamente nos dê medo. Foi isso que a experiência pretendeu demonstrar.

Mas outros psicólogos perceberam que a questão não era tão simples. Será verdade que podemos gerar temor mediante qualquer estímulo? Todos os objetos são suscetíveis de simbolizar nossos medos? Sendo assim, por que nenhuma criança pequena tem medo de bombinhas, tesouras nem de botões, objetos que podem vir a ser muito perigosos para ela?

Watson conseguiu fazer com que Alberto tivesse medo de ratos. Mas os ratos, por si só, causam bastante repulsa a muitas crianças. Sua experiência nos deixa uma dúvida: serão nossos filhos como uma lousa em branco na qual, por associação, podemos traçar qualquer forma de medo ou, pelo contrário, as formas que seus medos vão adquirir já vêm traçadas nos genes? O medo de ratos não nos serve para resolver esse enigma porque o pesquisador malvado poderia ter conseguido isso por associação, mas talvez a tendência a esse tipo de medo fosse genética.

Nossa atitude, de fato, explica em parte por que nossos filhos se sentem inseguros em determinadas situações. Mas não explica por que esses medos têm sempre um conteúdo tão parecido: medo do escuro, dos animais perigosos ou das criaturas com poderes mais fortes que de seus pais, por exemplo. Em todas as culturas e em todos os tempos, os medos infantis parecem nos levar a pensar que a associação a momentos negativos não pode ser o único fator de sua manifestação. Watson apenas demonstrou ser muito fácil gerar em uma criança um tipo de medo que muitas outras crianças também sentem. Elementar, meu caro Watson!

O duplo mecanismo das fobias

As fobias são exemplos do boicote vital que os medos nos podem causar. Quando alguma coisa nos provoca fobia, sentimos ser impossível, para nós, qualquer tentativa de aproximação. Para explicar esse fenômeno, os psicólogos falam de um *duplo mecanismo de aquisição*: por um lado, passamos a temer algo porque o associamos a certa experiência negativa e, por outro lado, evitamos aquilo que tememos. Isso faz aumentar cada vez mais nosso medo.

A opção de evitar o objeto que nos causa medo faz com que nós o mitifiquemos e, conseqüentemente, nossa ansiedade aumenta sempre que vemos tal objeto. O resultado disso é um ser humano plenamente consciente de ter fabricado o próprio medo, mas a luta contra ele é muito penosa. O indivíduo que tem fobia sente que está cada vez mais preso em seu medo, e fica muito difícil libertar-se dele.

As fobias não são adquiridas necessariamente na infância, mas podem originar-se nessa fase da vida sempre que evitarmos aquilo que nos causa medo. Por isso é tão importante nosso trabalho como pais: se nossos filhos aprenderem que devem evitar o objeto ou a situação que lhes causa medo, terão problemas toda vez que isso não for possível. É difícil evitar elevadores, gatos e aviões, por exemplo: se nossos filhos conhecem apenas a estratégia da fuga, acabarão por desenvolver fobias a esses objetos.

Os medos cessam quando não há medo deles

A resposta à nova polêmica entre genética e ambiente é a mesma que se aplica a qualquer outro dilema dessa falsa dicotomia: os genes e a educação agem conjuntamente para criar os temores de nossos filhos. Esses medos provêm de pânicos ancestrais que sua herança biológica assimilou, mas a educação que lhes damos fará com que revivam esses temores de diferentes formas ou aprendam a livrar-se deles.

Um exemplo dessa interação entre genes e educação seria o curioso pavor que domina as crianças norte-americanas nos últimos anos: o medo de ser abduzidas por extraterrestres. O que essas crianças temem? Têm medo de que, quando estiverem sozinhas, um objeto voador enorme apareça diante delas. Depois imaginam que, ao começar a correr, sentem de repente uma forte dor nas costas e caem, inconscientes. Aproximam-se várias criaturas carregadas de instrumentos estranhos, examinam-nas e logo, utilizando um mecanismo maluco, elevam-nas nos ares. Findos todos os exames, os ETs introduzem um objeto de metal desconhecido em suas orelhas e desaparecem da mesma forma repentina como apareceram. Assim, deixam-nas sozinhas outra vez, sem saber se acabaram de viver um pesadelo ou tiveram um encontro real.

Se analisarmos essa cena, notaremos que tudo nela é bastante comum aos nossos tempos. À primeira vista, não nos cabe duvidar do temor das crianças porque seus pais, com o medo que os cerca, já comentaram esse tipo de parafernália extraterrestre. Mas, se observarmos um pouco mais a cena, poderemos distinguir todos os medos ancestrais que as crianças sempre tiveram em qualquer época: a solidão e a sensação de falta de proteção, os perigos que vêm de cima, deixando-as indefesas, as criaturas vivas desconhecidas e ameaçadoras e a tecnologia estranha. De fato, se prestarmos atenção à descrição da cena, perceberemos que essas crianças, filhas do avanço tecnológico de seu país neste início de século, imaginaram o mesmo que sentiria um filhote de leão que deparasse com um grupo de biólogos que estivessem ali para implantar-lhe um *chip*.

Os medos das crianças, embora revestidos de uma parafernália futurista e sofisticada, procedem, afinal, de temores ancestrais. Por isso, ainda que devessem temer, mais logicamente, as armas de fogo, a falta do cinto de segurança durante um passeio de carro ou os acidentes caseiros, nossos filhos têm os mesmos medos que caracterizaram a infância ao longo da História. Uma pesquisa recente feita entre estudantes de Chicago mostrou que eles temem leões, tigres e serpentes. Como todas as crianças, têm medo de que na gaveta de sua mesa apareça uma cobra, embora saibam que as serpentes venenosas e livres mais próximas estão a centenas de quilômetros.

Assim, que papel os pais desempenham na questão do medo dos filhos?

Introversão e extroversão

Há uma característica da personalidade de nossos filhos que se pode confundir facilmente com o medo: a *introversão*. Segundo H.J. Eysenck, psicólogo que elaborou a teoria mais conhecida sobre essa característica, as crianças introvertidas têm maior nível de estímulo cortical, ou seja, seu cérebro está sempre ativo, sem que haja necessidade de estimulação externa. As crianças extrovertidas, pelo contrário, têm ativação cortical mais baixa e, por isso, necessitam de mais estímulos exteriores para sentir-se bem.

Isso faz com que as crianças introvertidas precisem ficar muito tempo sozinhas e sintam a necessidade de parar de vez em quando para ouvir a própria mente. Para isso, não há nada como o silêncio e a solidão. De fato, as experiências sobre privação sensorial, nas quais se eliminam todos os sons e estímulos visuais, são mais fáceis para os introvertidos. As condições em que há muita agitação (uma festa de aniversário, por exemplo), pelo contrário, são mais prazerosas para os extrovertidos. As crianças introvertidas precisam ficar sozinhas às vezes ou pelo menos em locais tranqüilos. E isso é muito difícil durante uma festa de aniversário...

Levar em consideração esse traço da personalidade é essencial para educar nossos filhos. As crianças introvertidas, por exemplo, interiorizam melhor as regras sociais que as extrovertidas. Entretanto, pesquisas demonstram que as extrovertidas aprendem melhor pelo método de recompensas, e as introvertidas, quando as coisas dão errado. Além dessas diferenças, porém, o fato de saber se nosso filho é introvertido ou extrovertido é fundamental para ajudá-lo a lidar com o medo. Os introvertidos assimilam mais lentamente os estímulos novos: precisam digeri-los com calma. Por isso, às vezes parecem ter mais medo das pessoas ou dos lugares que não conhecem. Não se preocupe: é uma questão de hábito. Os introvertidos não são mais medrosos, simplesmente precisam de mais tempo para se familiarizar com o novo.

Os pais *vendedores de medo* e os que geram confiança

Quando nos tornamos *vendedores de medo*, só aumentamos os temores de nossos filhos. Nessas ocasiões, inconscientemente, alimentamos suas primeiras angústias e as transformamos em verdadeiras fobias. "Vender" o medo é uma velha tática para fazer com que as pessoas dependam de nós. Ser *vendedor de medo* é levar desconfiança ao mundo de nossos filhos com a finalidade de, em seguida, nos tornarmos seus salvadores. Criamos tabus e entidades que lhes dão medo e das quais não podem falar. Se nosso filho adquirir esses temores, precisará sempre de alguém que lhe ofereça proteção. Talvez essa dependência seja o benefício secundário que, de forma inconsciente, perseguimos com essa atitude: nosso filho necessitará de nós, e isso nos dará uma sensação de poder. Mas o preço psicológico que a criança paga é muito alto.

Se não quisermos nos tornar *vendedores de medo*, teremos de ajudar nossos filhos a lidar com suas angústias. E para isso devemos desenvolver duas táticas:

A) Usamos a primeira quando achamos que o medo de nosso filho já não é adaptativo, ou seja, quando pensamos que sua origem já não é perigosa (embora fosse assim no passado). Quando nosso filho depara com esse tipo de apreensão que só causa problemas (o medo do escuro, por exemplo), devemos ajudá-lo a enfrentar a causa do medo em um clima de segurança, respeitando seu ritmo e sua personalidade. Assim, ele verá que não existe nada de ruim. É o que normalmente fazemos, por exemplo, com o medo que acabamos de mencionar, o medo do escuro: ensinamos a nosso filho que, no mundo atual, esse medo não tem mais sentido e criamos gradativamente situações em que ele fique às escuras. Se nosso esforço tiver sucesso, ele perderá o medo.

B) A segunda estratégia é utilizada quando o medo ancestral de nossos filhos persistir. Não devemos esquecer que o medo existe no ser humano para afastá-lo dos possíveis perigos, mas é preciso entender o que, de fato, causa medo às crianças. Na civilização moderna, os perigos não são tão claros e objetivos. Por isso, é importante dar nomes aos temores e saber se eles são reais, caso contrário o medo de nossos filhos se transformará em ansiedade inexplicável, sentimento que poderá paralisá-los, atrapalhando até mesmo sua sobrevivência. Assim, a melhor forma de ajudá-los é nomear seus temores e criar, com eles, uma forma de tratar esses medos como fatos normais. Se o medo foi produzido por associação (como no caso de Alberto), nós os ajudaremos identificando a situação que fez nascer esse temor. Se forem medos fundamentados, acharemos um meio de explicar a nossos filhos que se trata de uma reação adaptativa. É o que, em teoria, pretendemos fazer em nossa cultura, por exemplo, com o medo da morte, da dor ou da solidão, temores ainda vigentes que nossos filhos deverão aprender a aceitar com naturalidade.

Em todo caso, se quisermos ajudá-los a acabar com seu medo considerando-o um fato normal, é essencial falar sobre as causas desse medo. Uma das necessidades básicas do ser humano é nomear o mundo que o rodeia: rotular as coisas torna possível pensar sobre elas. O que não tem nome produz sensações difusas, de difícil análise. Se alguma coisa não pode ser definida, tampouco pode ser controlada, e isso nos causa uma sensação de vulnerabilidade. Se não ajudarmos nossos filhos a encontrar uma forma de falar sobre aquilo que lhes tira o sossego, transformaremos sua ansiedade em medo.

A atitude de identificar os sentimentos de seu filho e falar sobre eles mostrará à criança que pode ser capaz de controlar essas sensações e superar seus medos. Exercite essa prática com seus filhos.

Os *senoi* e os sonhos

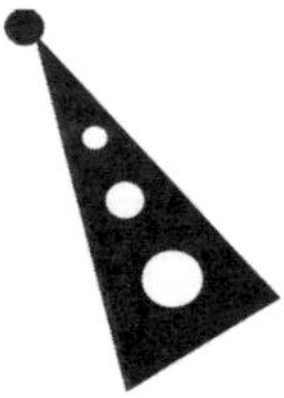

Em 1932, o antropólogo britânico Pat Noone, explorando a ilha de Malaca, na Malásia, encontrou a tribo dos *senoi*. Descobriu nessa comunidade uma forma de vida curiosamente pacífica e feliz: ali não se conheciam casos de crime nem de violência. Noone se perguntou o que diferenciava tanto essa tribo do resto do mundo e descobriu que o fundamento da cultura *senoi* era o ritual de compartilhamento dos sonhos. Todas as manhãs, as famílias, formadas por grande número de pessoas, reuniam-se para explicar seus sonhos e discuti-los. Assim que uma criança aprendia a falar, era incentivada a contar seus sonhos aos demais. Desse modo, familiarizava-se pouco a pouco com seu mundo interior e com o universo das pessoas que a cercavam. Uma escritora francesa dizia que o sonho é o momento no qual o sábio e o louco que estão dentro de nós contam seus segredos um ao outro. Os *senoi* também dizem isso de outra forma: acreditam que os personagens que aparecem nos sonhos são espíritos de animais, plantas, árvores, montanhas e rios. Por causa de sua amizade com esses espíritos, conforme descobriu Noone, acreditam que podem aprender coisas que nunca chegariam a conhecer por meio dos próprios sentidos. Se uma criança da tribo sonhar que é perseguida por um animal e acordar apavorada, o pai a incentivará a enfrentar seu perseguidor em outro sonho. Se o animal for muito grande e a criança não se atrever a encará-lo, o pai lhe dará o conselho de chamar seus irmãos ou amigos para ajudá-la a enfrentá-lo nos sonhos. Dessa forma, as crianças aprendem a estabelecer boas relações com as figuras de seus sonhos, embora no primeiro momento essas figuras sejam assustadoras. Os *senoi* utilizam-se dos sonhos para perder o medo do medo, pois é isso que realmente paralisa os seres humanos.

As causas do medo
Situações cotidianas evolutivas

Agora você verá a possibilidade de controlar, progressivamente, os medos de seu filho em casos concretos. Nos bebês, os medos são diferentes. Eles temem que lhes aconteça alguma coisa que nem sabem o que é. Aos poucos, as crianças, já mais crescidas, identificam seus temores centrando-os em determinado objeto. O medo dos bichos ("Tem uma aranha peluda em minha cama!") é um exemplo. Por fim, suas apreensões terão mais relação com circunstâncias concretas, como a de ficar sozinhas.

Ajude seu filho a perder o medo do medo. Há receios que se transformam em precaução porque existem coisas que é melhor temer: o pânico de ser atropelado, por exemplo, torna-se precaução na hora de atravessar a rua. Há outros temores que, contudo, a criança deve perder gradativamente, como o medo do escuro. Em todo caso, segure seu filho pela mão nessa viagem através do medo e ajude-o a nomear suas apreensões, dando-lhe a sensação de controle sobre seu mundo. Ele precisa muito disso.

Vejamos alguns casos que o ajudarão a enfrentar melhor certas situações.

O bebê tem medo das pessoas que não conhece de 6 meses a 1 ano e meio

Lembre-se de que essa reação é sintoma de bom desenvolvimento. Embora alguns profissionais dêem a essa fase nomes pouco tranqüilizadores (os especialistas mais melodramáticos a chamam de "angústia do oitavo mês"), na verdade ocorre algo muito positivo: a criança passa a diferenciar seus pais dos estranhos. Até então essa diferença não era tão clara e, por isso, ela sorria indistintamente para qualquer pessoa que lhe falasse. Nesta fase sabe reconhecer os rostos familiares.

A partir do sexto mês, ofereça a seu bebê um objeto agradável que o ajude a passar por essa fase com segurança. Transforme alguma coisa que agrade à criança (uma almofada, um bicho de pelúcia ou um brinquedo) em um objeto familiar que lhe dê segurança. Fazendo isso, você vai ensinar para ela uma estratégia importante aos seres humanos: em épocas de mudança, nós nos apegamos a um objeto permanente que nos ajude a superar as transições.

Não entenda como superficial o medo da criança diante de um estranho. Seu filho está em uma fase de transição inevitável que vai enfrentar sem maiores problemas, mas é a primeira situação que pode causar-lhe medo, e será melhor que ele passe por isso com segurança. O bebê tem necessidade de gestos tranqüilizadores. Se você, por exemplo, sair do aposento e deixá-lo com outra pessoa, converse em voz alta ou cante para que possa ouvi-la e sentir que você está por perto.

Preste atenção em sua comunicação não-verbal diante dele. O bebê é muito sensível a olhares, gestos e movimentos mesmo a certa distância. Essa é sua forma principal de se comunicar com você. Tente controlar suas mensagens não-verbais diante dele para lhe passar a sensação de normalidade. Evite dizer: "Não está acontecendo nada demais" (ele não vai entender). Faça com que compreenda isso por meio de um olhar tranqüilo, de gestos calmos e habituais. Um exemplo: quando tomamos uma atitude que nos faz sentir culpa porque achamos que não será boa para o bebê, temos a tendência de não o pegar no colo antes de sair. Se você o abraçar e se despedir com naturalidade, ele entenderá que nada demais está, de fato, acontecendo.

Se puder, evite sair de casa sem o bebê ou volte o quanto antes. Nós pais tendemos a não sair de casa pelo menos durante os seis primeiros meses de vida da criança. Depois, quando não suportamos mais ficar confinados, voltamos a sair. Ocorre que essa é a pior idade para o bebê se acostumar com tal mudança. É melhor recomeçar a sair antes disso: quatro meses é a idade ideal para habituá-lo com as babás e os avós.

Estabeleça mudanças de rotina progressivas. Se o bebê tiver medo de ficar longe de você, ausente-se, a princípio, durante pouco tempo e aumente gradativamente o número de horas em que permanecer fora de casa. Seja cauteloso com o ritmo dele porque essa será sua forma de se aproximar daquilo que teme. Evite deixá-lo com alguém durante muito tempo por causa de alguma emergência: ele ficará com mais medo ainda (porque perceberá que aconteceu alguma coisa anormal), e você também (porque sentirá que tem menos controle sobre a situação).

Conhecimento proibido

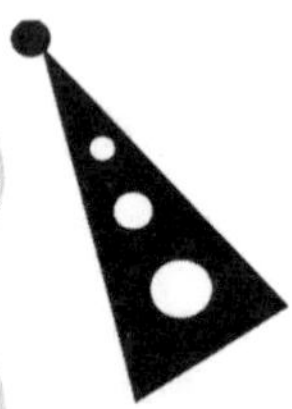

Uma jovem frágil, quase uma menina, é prometida em casamento. O futuro marido é um homem muito rico, de fino trato, mas tem um olhar feroz e um físico de dar medo. A grande estatura, a aparência forte e a barba negro-azulada, de aspecto assustador, são suas principais características.

A jovem está certa de que o Barba-Azul tivera outras esposas, mas nada sabe do que acontecera com elas. Isso não lhe importa, pois a convivência com o marido é feliz e agradável. Um dia, porém, ele precisa fazer uma longa viagem e, confiando à esposa as chaves do castelo, proíbe-a de entrar em um pequeno quarto do sótão.

Ela não consegue controlar sua ansiedade e, quando finalmente abre a tal porta proibida, encontra os restos dos corpos esquartejados das esposas anteriores. Quando o Barba-Azul retorna, percebe que seu segredo fora descoberto porque a chave contém algumas manchas de sangue. O castigo que espera nossa jovem protagonista é o mesmo que sofreram todas as esposas anteriores.

Essa história foi contada muitas vezes, em várias versões, sempre com o mesmo aviso: existe um conhecimento proibido, há coisas que é melhor não saber.

A moral dessa história chega a nossos filhos por muitos meios. Os contos falam sempre de crianças que quebraram tabus. Mas essa moral também pode ser transmitida por filmes, jogos de computador e revistas em quadrinhos. Dizem que a curiosidade tem seu preço porque o desejo de saber tudo não é bom. A opção de demonstrar a nossos filhos se isso é certo ou errado depende de nossa forma de interiorizar a idéia.

A criança tem pânico de certos animais de 2 a 5 anos

Quando a criança concretiza seu medo em um animal qualquer, é possível ajudá-la na identificação das sensações de temor, a pedir ajuda e a superar seu pânico. Com isso, ela poderá desenvolver a auto-estima, pois perceberá sua capacidade de superar seus medos. Não lhe peça para não ter medo (lembre-se de que todos nós temos medo de alguma coisa). Pelo contrário, ajude a criança a aprender a superá-lo.

Não insista muito nas causas do medo: concentre-se na própria sensação. Quando alguém tem medo de alguma coisa que não nos assusta, tendemos a argumentar que não há o que temer. Como todos nós sabemos, essa é uma estratégia inútil. Pode-se ter medo de fantasmas e não acreditar neles, pode-se ter fobia de elevadores mesmo sabendo que a probabilidade de um acidente é mínima. O medo não é um sentimento racional. Trabalhe com seu filho essa sensação, diga-lhe que não deve lutar contra o medo, que não precisa se fazer de valente: "Entendo que tenha medo. O que acontece quando vê uma aranha? Vamos chegar perto dela para que eu possa ajudar você a se acalmar". Aceite o medo de seu filho (não o menospreze) e ajude-o a superá-lo de acordo com seu ritmo, sempre levando em conta as características de sua personalidade.

É saudável que a criança tenha medo, mas não é bom que adquira fobias. O medo se tornará normal porque protegerá seu filho dos perigos, mas as fobias não, porque poderão paralisá-lo inutilmente. Os temores das crianças com relação aos animais não costumam ser tão nocivos e lhes permitem viver com normalidade. O medo provavelmente desaparecerá com o decorrer do tempo. Se o ambiente que a cerca lhe der o apoio necessário, a criança poderá superar o problema rapidamente. Nesse caso, seu filho precisa apenas de compreensão e segurança.

Se o medo paralisar seu filho, isso significa que se tornou fobia. Às vezes, por causa do medo, a criança adota comportamentos inadequados: nega-se a fazer o trajeto habitual porque há pombas que a amedrontam, não quer ir ao parque porque um cachorro a assustou e assim por diante. No caso de fobia persistente, é melhor intervir ou consultar um especialista: essa idade é o melhor momento para evitar que seu filho desenvolva certos mecanismos que o impedirão de adaptar-se a diferentes situações.

Os tabus geram medo

O ator canadense Hume Cronyn pertencia a uma família de posses. Graças a isso (ou por causa disso), passou a infância em uma linda mansão onde todos se comportavam com extrema elegância e autocontrole. Esta é uma das histórias que ele conta em seu livro:

Nunca poderei esquecer aquela noite em que estávamos jantando e meu pai sofreu um espasmo repentino. Sua mão caiu dentro do fumegante prato de queijo com ovos mexidos. Perdeu então a consciência, e todos permanecemos sentados, esperando que o mordomo o acomodasse novamente em sua cadeira, secasse com cuidado sua mão e lhe servisse um novo prato. Em poucos instantes, meu pai recuperou a consciência e, levantando os olhos, nos fitou, desconcertado. Retomamos então a conversa no mesmo ponto em que a havíamos interrompido. Quando meu pai finalmente pegou os talheres de prata, parou e olhou fixamente a mão queimada, sem compreender o que acontecera.

Nós pais, além de transmitirmos valores e ditar regras, determinamos o que nossos filhos podem ou não ver e os assuntos em que devem prestar atenção porque servem como possíveis temas de conversa. O psiquiatra Ronald Laing dizia que todas as famílias que conhecia determinavam, em primeiro lugar, o que se podia dizer, ou seja, os aspectos da vida em comum que podiam ser comentados abertamente e os que deviam permanecer em sigilo. Uma vez conseguido isso, as famílias também tentavam ensinar regras aos filhos sobre as palavras que podiam ser utilizadas para falar de certos assuntos e aquelas que continham uma carga emocional demasiadamente forte.

Ao criar tabus, nós criamos enormes zonas obscuras. Esses "buracos negros", os assuntos dos quais não se pode falar ou dos quais é preciso falar com muita cautela, acabam por transformar-se em temas que dão medo a nossos filhos quando eles se tornam maiores.

Hume Cronyn, de fato, contava sempre que se tornou ator principalmente para espantar seus terrores: era um homem que tinha medo de tudo.

É muito importante estar alerta aos tabus para combatê-los. Os assuntos dos quais *não se pode falar* mudam com o tempo. Na cultura ocidental, por exemplo, era difícil, há um século, falar sobre sexualidade. Hoje em dia é mais complicado falar de espiritualidade... Qual será o assunto proibido no futuro? Precisamos estar abertos a ele.

A criança não quer ficar sozinha – de 4 a 6 anos

A consciência do perigo é melhor que sua banalização ou que o otimismo ingênuo. Se você precisar sair e deixar seu filho sozinho por alguns instantes, não tente tranqüilizá-lo subestimando o que vai fazer. Ajude-o a ter consciência de que já pode ficar sozinho por algum tempo enquanto você sai rapidamente para comprar pão ou ir à farmácia. Ele ficará melhor se você lhe disser: "Fique tranqüilo, querido, vou sair por um minuto, bem depressa, você nem vai notar minha ausência". Explique que ele agora já está maior e sabe ficar sozinho durante alguns instantes. Talvez ocorram fatos que o deixem preocupado (certos ruídos da casa, algumas sombras que aparecem, o telefone que toca), mas peça a ele que lhe conte logo se ficou com medo ou não e como percebeu que não havia nada perigoso. E depois, é claro, elogie sua valentia.

Se quiser saber se chegou o momento certo de deixar seu filho sozinho, pergunte a ele. A partir dos 4 ou 5 anos, é possível deixar que a criança faça uma escolha genuína sem pressioná-la nem lhe prometer recompensas: essa é a melhor forma de acompanhar seu ritmo de autonomia. A criança deve sentir-se livre para aceitar ou não nosso pedido. Respeite seu ritmo: as vontades que tem de *se mostrar maior* nesse sentido dependerão de seu perfil, de sua personalidade. Um exemplo: a criança aberta a novas experiências terá mais pressa de se sentir capaz de ficar sozinha. Se você programou uma cochilada após o almoço ou deseja sair, pergunte a seu filho se ele se importará de ficar alguns minutos sem você. Se a resposta for positiva, é porque ainda não está preparado.

Muitos fatores podem facilitar ou dificultar o momento em que você precisa deixar seu filho sozinho. O fato de a criança sentir-se ou não à vontade quando fica sozinha depende de vários aspectos, como o momento do dia (as crianças *diurnas* têm mais medo à noite e vice-versa), a necessidade de *se mostrar maior* e a familiaridade com o ambiente no qual está. Converse sobre tudo isso com seu filho e o ajude a encontrar as explicações de seus temores.

Ajude seu filho a se sentir seguro. Quando você voltar da farmácia, por exemplo, depois de deixar seu filho sozinho por cinco minutos e ele vier correndo ao seu encontro, agarrando-se a você, aliviado, não tenha dúvida: ele sentiu medo. Aproveite essa circunstância para verificar o que lhe dá medo e o que você pode fazer para lhe proporcionar segurança, evitando que isso torne a acontecer.

Abertura para novas experiências

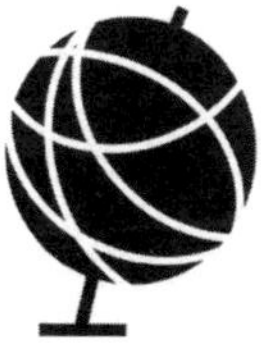

A cena descrita abaixo, com variação apenas da protagonista, já ocorreu em muitos lugares e em muitas épocas.

Um grupo de meninas, que naquele dia dormiriam juntas na casa de uma delas, entra em um quarto em cuja parede há um espelho grande. Enquanto estão ali, elas apagam as luzes e acendem as velas de um candelabro. Depois iniciam a brincadeira. Começam a girar em redor de si mesmas pronunciando um nome bem baixinho: "Bloody Mary" (Maria Sanguinária). À medida que giram diante do espelho, elevam progressivamente o tom da invocação até transformá-la em um grito: "Bloody Mary, Bloody Mary, Bloody Mary!" Depois de o nome ser pronunciado treze vezes, eis que aparece no espelho...

A lenda, propagada entre as meninas de muitos países anglo-saxões, conta que, se cumprirem esse ritual, será possível ver uma mulher que as fará estremecer de pavor. Existe também outra lenda semelhante, a da "Loira do Banheiro". Trata-se de uma lenda urbana que surgiu nos banheiros das escolas municipais da cidade de São Paulo nos anos 1980. O ritual, que despertava a curiosidade das crianças, consistia em apertar três vezes a descarga e chutar o vaso sanitário com força para que, então, a horripilante, fantasmagórica e sangrenta "Loira do Banheiro" aparecesse.

Existem muitos elementos psicológicos que se reúnem para criar rituais como esses entre as crianças. Por um lado, o halo mítico transforma uma personagem histórica como a rainha Maria Tudor (lembrada por ter condenado à morte milhares de protestantes) em "Bloody Mary" (Maria Sanguinária). Por outro lado, o pensamento simbólico, tão importante entre as crianças, interpreta às vezes os espelhos como a porta de entrada do além. É de fato uma prática comum, em certas culturas, cobrir os espelhos com panos pretos quando há crianças em casa e ocorreu um falecimento recente.

Em todo caso, esse tipo de ritual é praticado sempre em determinada idade, entre os 9 e os 12 anos. Esse é o período em que as crianças precisam satisfazer suas necessidades emocionais participando de rituais e brincando no escuro. Elas procuram constantemente uma forma segura de obter prazer e liberar a ansiedade e os medos ancestrais. Em outras palavras, é a idade na qual a abertura para novas experiências começa a ser mais forte que o medo.

Essa *abertura para novas experiências* é a necessidade de conhecer novas sensações. As crianças que possuem essa característica de personalidade mais forte tendem a fugir da rotina e a buscar experiências que as estimulem intelectualmente. Para elas, a vida não consiste no fato de evitar que aconteçam coisas ruins a alguém, e sim de fazer com que ocorram coisas interessantes a esse alguém. Isso as motiva a entrar em caminhos desconhecidos.

O equilíbrio ideal entre cautela e curiosidade em relação ao mundo é adquirido na infância. Por isso, depende de nós preparar nossos filhos para essas experiências novas que eles certamente vão procurar assim que crescerem.

4

MEU FILHO ESTÁ COMENDO
Como educá-lo durante as refeições

Fome de amor

Lá pelos anos 1950, Harry Harlow, pesquisador da Universidade de Wisconsin, nos Estados Unidos, decidiu pesquisar o motivo por que sentimos amor por nossos pais.

Harlow era um tipo curioso que tinha observado, no decorrer de seu trabalho, que muitos filhotes de macaco, criados em condições de laboratório, mostravam grande apego pelos acolchoados de tecido ou pelos cueiros de linho dobrados que cobriam o chão das jaulas. Os macaquinhos se abraçavam a esses objetos e promoviam grandes encrencas quando, por motivo de higiene, eles eram trocados. Harlow sabia também (embora apenas por ouvir falar, pois nessa época os homens não se interessavam por nada que se referisse aos cuidados com os bebês) que os filhotes humanos mostram idêntica afeição aos brinquedos e a outros objetos macios.

Nessa época, muitos especialistas afirmavam que o apego dos bebês por seus genitores se explicava pelo fato de que estes satisfaziam sua necessidade de alimento. Mas Harlow acreditava que a razão principal disso fosse outra. Assim, solicitou duas mães substitutas para os filhotes de macaco e fez com elas uma experiência simples. Uma, a mãe de trapos, era suave ao tato e irradiava calor. A outra, a mãe de arame, era similar em tudo (ambas tinham mamas, por exemplo), mas fora feita de malha de arame e não proporcionava prazer durante o contato. Pouco após o nascimento, Harlow separou os bebês macacos de suas verdadeiras mães e os instalou no lugar onde estavam a mãe de trapos e a mãe de arame. As duas dispunham da mesma quantidade de alimento, e a pergunta era: qual delas os pequenos macacos prefeririam se as únicas diferenças entre ambas eram a textura e a temperatura?

A maior parte dos macacos preferiu a mãe de trapos. Eles passavam em média dezoito horas por dia abraçados a ela e menos de duas horas com a mãe de arame.

Mas a verdadeira surpresa ocorreu com relação aos resultados do grupo de macacos que só se alimentavam com a mãe de arame: eles também passavam a maior parte do tempo agarrados à mãe de trapos.

Em suas experiências posteriores, Harlow continuou investigando o que os bebês macacos de fato procuravam. Constatou, por exemplo, que um fator muito importante dessa busca – principalmente nas primeiras semanas – era o calor que a mãe proporcionava. Ele verificou isso ao observar como os macacos se afastavam das "mães substitutas com água gelada nas veias", nome sinistro que escolheu para algumas bonecas que encheu de água fria. Além disso, Harlow concluiu que os macaquinhos preferiam as mães de trapos, que os embalavam, àquelas que não se moviam.

Após todas essas experiências, nosso astuto pesquisador deixou em paz os pequenos animais e os devolveu a seus genitores verdadeiros para que eles lhes dessem os mimos de que realmente necessitavam. Harlow demonstrou aquilo que, de qualquer forma, a maioria das pessoas já sabia: os bebês macacos não só amam porque estão famintos de alimento, mas também porque estão famintos de amor. Eles procuram comida, mas também calor e contato físico.

Quem tem boca se engana

A partir de então, o calor, o contato e a alimentação começaram a ser analisados como fatores muito importantes. As pesquisas de Harlow foram criticadas porque ele as realizou com objetos e animais como os macacos, destituídos de nossa complexidade cultural. A repercussão, porém, foi enorme e é provavelmente graças a essas pesquisas que hoje em dia, quando se trata do tema da alimentação, ressalta-se tanto a importância do calor e do contato físico. Mas convém recordar que os hábitos alimentares oferecem também a oportunidade de iniciar o processo de *endoculturação* de nossos filhos: os hábitos que estabelecemos na hora das refeições ensinam muito sobre a sociedade na qual eles terão de viver.

Chama-se de *endoculturação* o processo pelo qual introduzimos nossos filhos nos padrões de nossa cultura. Esse processo é, a princípio, adaptativo: uma das funções da família é ensinar às crianças as regras da sociedade na qual nasceu. Nós pais somos anfitriões de nossos filhos: nós os acolhemos em nossa cultura e, portanto, temos como atribuição a tarefa de "acostumá-los à casa" e explicar como funciona tudo o que existe nela. Todas as sociedades têm uma forma própria de comportamento e alguns ritmos vitais característicos, e se o recém-chegado não os conhecer entrará em choque com o mundo que o cerca. A família deve ensinar essas regras em ambiente emocionalmente acolhedor. É melhor "pegar o ritmo" de nosso mundo entre as pessoas que nos têm amor incondicional do que ser forçados a fazer isso entre aqueles que nos julgarão e se afastarão de nós se não nos adaptarmos a seu ritmo.

Mas o poder que temos como pais é usado também para transmitir a nossos filhos muito mais do que simples regras sociais. Nossos caprichos, nossos medos e nossas frustrações entram nesse rol educativo. Muitos dos problemas de alimentação que nossos filhos desenvolvem têm relação com questões pessoais que lhes transmitimos sem nos dar conta disso.

Entretanto, a vantagem da endoculturação como mecanismo adaptativo tem suas limitações: nós tampouco somos conscientes de tudo o que transmitimos. Além disso, as regras mudam com o tempo, e nós não nos acostumamos a elas. Nossa cultura não só é influenciada pelos modismos da música, do vestuário e do cinema como também nossa forma de alimentação é alterada. É fundamental ficarmos atentos ao trabalho educativo que fazemos com relação a esse aspecto.

Emic e *Etic*

Alguns antropólogos estabelecem uma distinção que pode ajudar-nos a entender por que a endoculturação é um processo mais complexo do que aparenta a princípio.

Nós pais temos consciência de que transmitimos as regras *Emic*, aquelas que admitimos como parte de nossa sociedade. As culturas têm descrições e juízos a respeito do funcionamento interno dessa sociedade. Tais descrições, que chamamos de *Emic*, são o que qualquer indivíduo transmite a um visitante externo. Se alguém que desconhece nossa cultura nos perguntar, por exemplo, sobre nossos hábitos alimentares, explicaremos com detalhes os costumes que consideramos importantes e diremos que são formulados para manter o bom equilíbrio do organismo e o peso adequado.

Mas essas descrições não correspondem necessariamente à realidade. Para constatar o que realmente ocorre, teríamos de recorrer às estatísticas e averiguar as regras *Etic* de nossa sociedade, ou seja, o que de fato transmitimos. Isso porque, segundo os antropólogos que acreditam que as normas *Emic* e *Etic* são coisas distintas, um dos ensinamentos de nossa cultura é como enganar a nós mesmos. Voltando ao exemplo anterior, as estatísticas mostram que a sociedade tende, cada vez mais, a educar as crianças para que se tornem obesas.

A *endoculturação* significa ensinar a nossos filhos tanto o que acreditamos transmitir (normas *Emic*) quanto o que nos ensinaram a transmitir (normas *Etic*). Não devemos nos esquecer disso.

Comer para viver
Situações cotidianas evolutivas

A introdução ao mundo gastronômico de nossa cultura é algo que fazemos dia a dia. Somos os anfitriões de nossos filhos na cultura alimentar. Por meio desse processo, somos também anfitriões em uma série de fenômenos que marcarão a vida de nossos filhos: a importância do calor e do contato físico, a imagem que terão de si mesmos, o tipo de comunicação que manteremos com eles. Esses conceitos, pouco a pouco, vão alimentá-lo da mesma forma que a comida. E, no final dessa etapa, seu filho aprenderá a se alimentar sem maiores problemas. Comerá para viver em vez de viver para comer. Vamos analisar algumas situações possíveis.

O bebê começa a se alimentar – de 0 a 1 ano

Uma vez que você optou por uma forma de alimentação, trate de aproveitar as "vantagens psicológicas". Se a opção for pelo leite materno, o ato de amamentar ajudará você a manter um vínculo contínuo com seu filho. Caso opte pela mamadeira, poderá dividir com outras pessoas essa tarefa alimentar, e isso lhe dará mais tempo e energia para estabelecer outras relações com a criança. Assim, desfrute esse momento: a alimentação de seu bebê é uma oportunidade maravilhosa para dar calor a ele e manter o contato físico recíproco. Se o ato de alimentá-lo se converter em um prazer para você, tudo será muito mais fácil para ele.

Aprenda a confiar na capacidade de auto-regulação do bebê. Seu filho tem capacidade natural para pedir – tanto com relação a suas preferências alimentares quanto a seu apetite. Em muitos casos, contudo, os pais não confiam nessa capacidade inata. Se esse for seu caso, é provável que às vezes você demore a perceber se seu filho sente fome ou não. Se não tiver o hábito de confiar em seu apetite, será difícil confiar no apetite de seu filho. Talvez fique preocupado porque o bebê não comeu bem ou não ingeriu os alimentos adequados e pense que deveria estimulá-lo e até forçá-lo a comer mais. Reflita sobre sua relação com a comida e, se perceber que não é boa, trate de evitar que seu filho siga o mesmo caminho.

Por que a criança faz tudo tão lentamente?

Quando estamos com pressa, nada como a experiência de alimentar nossos filhos para perceber que vivemos em mundos paralelos – pelo menos no que se refere ao ritmo com o qual fazemos as coisas. Parece que o tempo transcorre de forma diferente para nós e para as crianças.

Segundo estudos recentes da Universidade de Jerusalém, isso é verdade, pois, conforme essa pesquisa, há um fator que exerce influência decisiva sobre a maneira como sentimos a passagem do tempo: as rotinas.

A execução dos mesmos rituais todos os dias faz com que o tempo passe mais depressa. As rotinas são, segundo esse estudo, uma forma de inação, e por isso, para nossos filhos, o tempo passa muito mais lentamente do que para nós. Eles vivem em um mundo sem rotinas, um lugar totalmente desconhecido que traz novas experiências a cada instante. À medida que crescem, porém, e adotam novos hábitos, o tempo começa a passar mais depressa para eles. A metáfora que os pesquisadores utilizaram é muito gráfica: as rotinas fazem o papel de uma linha reta em nossa memória, como se fossem o meio mais rápido de chegar ao final. Todas as novas experiências são, contudo, desvios em forma de curva que fazem o final do dia chegar mais tarde.

O estudo explica por que o tempo passa mais devagar para as crianças e por que elas não têm pressa na hora de comer: estão descobrindo o mundo. Explica também por que nosso tempo passa rápido demais, tanto que às vezes perdemos a paciência com as crianças: para nós, comer é uma rotina. Assim, os pais, quando ajudam seus filhos a interiorizar as rotinas, contribuem com a aceleração de seu tempo.

O estômago de Tom

Tom, um menino de 9 anos, faz parte da história da pesquisa científica graças a sua integridade e a um acidente que sofreu em 1895.

Tom era um menino de origem irlandesa que vivia nos Estados Unidos. Um dia, demasiadamente faminto, tomou um grande prato de sopa de legumes com frutos do mar tão quente que destruiu seu esôfago. A partir desse momento, Tom ficou proibido de comer. Por causa disso, os médicos efetuaram uma perfuração em seu estômago para que, por ali, os alimentos fossem introduzidos.

Graças a isso, Tom pôde crescer levando uma vida normal. E também graças a isso, mais tarde, um professor universitário de Oklahoma que o contratou teve a oportunidade de estudar, pela primeira vez, a relação entre o estômago e as emoções. O pesquisador seguia todos os detalhes da vida privada de Tom e o ouvia com atenção quando o rapaz lhe contava seus pensamentos. Pôde, assim, comprovar a relação entre a atividade do estômago e a condição psicológica da pessoa.

De fato, por causa das experiências realizadas com o rapaz, verificou-se que o estômago tem muito mais relação com as emoções que o coração. Quando Tom sentia medo, a atividade de seu estômago cessava. Quando tinha ansiedade sem motivo aparente, contudo, ele se acelerava. Se ficasse estressado, Tom era incapaz de perceber se seu estômago estava vazio ou cheio, perdia o ritmo alimentar e acabava por comer demais ou muito pouco. Em outras palavras, isso significava que o mesmo ocorria com todas as outras pessoas.

A criança começa a mastigar – de 1 a 3 anos

Vá com calma: a comida não é só uma forma de introdução cultural, é também uma iniciação ao prazer dos sentidos e à alegria de viver. Nessa idade, seu filho se abre a um leque de novos gostos e texturas para apreciá-los com mais facilidade. Se você ficar demasiadamente concentrado nas regras, perderá de vista a "educação hedonista". A capacidade de desfrutar as boas coisas da vida (hedonismo) é essencial, e esse é um dos melhores momentos para aprender. Conduza aos poucos seu filho nos ritmos cotidianos de sua cultura. E tenha paciência: a ausência de ritmos vitais atingirá principalmente você. Seu filho deve comer em determinadas horas para chegar a um acordo com os demais membros da família e, assim, conviver bem com todos, mas não sentirá isso como uma necessidade interna.

Evite círculos viciosos: problemas de alimentação. Você deve evitar certos círculos viciosos típicos durante as refeições de seu filho. Um exemplo: a criança se nega a comer virando a cabeça, recusando a mamadeira ou a colher, cuspindo ou vomitando. Você então insiste, procura forçá-la, fica nervoso e mostra sinais de muita preocupação. Seu filho conseguiu chamar sua atenção (lembre-se de que isso é muito importante para o bebê) e faz gestos repetidos frisando que não quer comer para chamar ainda mais a atenção. O círculo vicioso se consolida rapidamente. Para romper esse tipo de dinâmica, é necessário responder a essa atitude da criança de modo a não reforçá-la. Nesse caso, há várias possibilidades: fazê-la ver outras crianças que comem sem criar problemas e recebem atenção por isso, esperar que tenha fome (se você conseguir passar por esse teste de paciência ou, ao menos, disfarçar a preocupação) ou consultar o pediatra caso não consiga contornar a situação (sem que isso signifique mais mimos para o bebê).

Não se preocupe com a quantidade. Confie na auto-regulação da criança: ela comerá o que seu corpo pede, e isso lhe permitirá ter saúde. Quando notar mudanças na quantidade da alimentação habitual de seu filho, considere o fato de que, diante de qualquer acontecimento novo (doença ou início da freqüência à creche, por exemplo), o apetite se modifica de forma passageira e logo se recupera caso isso não gere conflitos. Tente manter o ritmo: se a criança não comeu naquele momento, espere a próxima mamadeira ou a refeição seguinte. Comece a pensar em termos globais: calcule o que seu filho come em um mês, e não em um dia apenas. De fato, se parar para analisar, você perceberá que os adultos também têm variações constantes de apetite.

Profecia autocumprida

O fenômeno da profecia autocumprida é bem conhecido em psicologia: quando estamos convencidos de que alguma coisa vai ocorrer, aumentam as probabilidades de que ela de fato se realize.

Se acreditarmos que vamos falhar na execução de uma tarefa, provavelmente perderemos a segurança e erraremos. Se pensarmos que nosso cônjuge nos engana, vamos criar um ambiente tenso que aumentará as probabilidades de que isso de fato aconteça. Se rotularmos nosso filho de gordo, será bem possível que ele acabe assim.

Outro exemplo: estudos mostram que as crianças rotuladas por seus pais de obesas comem muitas vezes às escondidas. Isso quer dizer que elas beliscam muito mais, o que aumenta seus problemas de peso.

A criança só come aquilo que gosta – de 3 a 4 anos

Em primeiro lugar, verifique se isso realmente acontece ou se é apenas impressão sua. Às vezes, nos parece que a criança, durante uma semana inteira, come somente espaguete, mas na casa dos avós ou no colégio ela consome outros tipos de alimento. Até mesmo em sua casa, sem que você perceba, é possível que a criança belisque um pouco de pão, iogurte ou suco, entre outras coisas. Se juntarmos tudo isso, veremos que fica bem próximo daquilo que consideramos uma alimentação equilibrada.

Incentive seu filho a participar da preparação da comida. Deixe-o ajudar na preparação dos pratos simples e arrumar a mesa, por exemplo, ou leve-o ao supermercado com você. Se participar, ele pedirá que os outros respeitem os horários das refeições porque entenderá que a comida deve ser ingerida logo após a preparação (e não seis horas mais tarde).

Leve em consideração o fato de que seu filho está na fase do "só gosto disso". Por mais que você se esforce, seu *gourmet* de 3 ou 4 anos acaba de entrar em um período de uniformidade gustativa. Além disso, seus *caprichos* mudam continuamente: hoje a criança odeia purê de batatas, mas amanhã vai passar a adorar esse prato. Esse vaivém se prolonga no mínimo até os 6 anos, portanto é bobagem se preocupar. As crianças têm menos necessidade que os adultos de variar seus prazeres: querem ouvir a mesma história todas as noites, adoram ver o mesmo filme vinte vezes e conseguem comer massa todos os dias. Você até pode tentar fazer seu filho provar outras coisas para que se acostume com os sabores de sua cultura gastronômica, mas não o force. Descubra alternativas para compensar a eventual falta de proteínas ou vitaminas: frutas secas, sucos ou saladas especiais. Lembre-se, sobretudo, de que deve ensiná-lo a apreciar o que é bom (pense no que já dissemos no capítulo 1 sobre o lado cigarra do ser humano). Seus exemplos gastronômicos de prazer e de alegria serão a principal apresentação de seu filho à idéia de que comer é prazeroso.

Não fale continuamente sobre comida: a alimentação deve ser parte natural da vida. As famílias dos jovens que têm transtornos de alimentação falam continuamente sobre comida: perguntam a eles o que comeram ao meio-dia, o que pretendem comer à noite e planejam o cardápio do dia seguinte, entre outras coisas. Isso acontece desde que esses jovens eram bebês. Lembre-se: nessa idade, seu filho já começa a ouvi-lo, portanto não fale como se a comida fosse um problema ou o centro do universo. Ensine-o a comer para viver, e não a viver para comer.

Mas pense que esse é o momento ideal para começar a estabelecer limites. Um bom exercício para ajudar a criança a se adaptar ao ritmo da casa é começar pelas guloseimas. Nessa idade, pode-se perfeitamente estabelecer uma regra clara a respeito delas. Conte a seu filho, em linguagem simples, por que não deve empanturrar-se de doces e por que as refeições não podem ser substituídas por eles. Use frases claras e concisas que se refiram a ele ("Se você comer muitas guloseimas, terá dor de barriga"). Certifique-se de que ele entendeu e repita essa frase em todas as oportunidades. Lembre-se de que a criança só interioriza os costumes quando encontra coerência nos adultos: se houver divergências, ela se calará diante de você e aproveitará qualquer descuido para quebrar as regras. Queremos que a criança assimile bons hábitos sem que haja necessidade de vigiá-la.

Aproveite o fato de que os amigos de seu filho comem o que ele não aprecia. A esta altura você já sabe que as crianças agem em grupo: se os amigos de seu filho fazem uma coisa, é muito provável que ele também a faça. Agora ele está na idade em que é mais fácil aprender com crianças como ele do que com você. Use isso para conduzi-lo aos prazeres gastronômicos: se a sugestão partir de você, ele vai considerá-la uma idéia de adultos. Se vier dos amigos, porém, vai pensar que eles a inventaram. Procure, portanto, a ajuda dos amigos para estimular seu filho a comer corretamente.

Duplo vínculo

Os pais advertem o filho de que está ficando obeso, mas, por outro lado, lhe dizem: "A sopa está tão gostosa, tome mais um prato, meu bem". Se virem que a criança se satisfez com o pouco que comeu, ficarão decepcionados. Se a criança ceder diante da *chantagem emocional* e comer mais do que deveria, eles dirão: "Você precisa emagrecer se não quiser ficar como uma bola". É isso que os psicólogos chamam de *comunicação de duplo vínculo.*

Submetemos uma criança ao duplo vínculo quando involuntariamente a levamos a sentir que, faça o que fizer, vai apenas nos decepcionar. Isso causará nela a sensação de que está indefesa, e a criança passará a acreditar que tem um problema (a obesidade) do qual não poderá escapar de forma nenhuma.

Por isso é essencial cuidar da comunicação que estabelecemos com nossos filhos no que se refere à alimentação. Qual é seu objetivo? Você quer que seu filho tenha o peso ideal ou é mais importante, no momento, que ele homenageie sua comida? É tão relevante para você que a criança fique gorda como o pai ou prefere sentir orgulho da compleição saudável dela? Decida-se logo e transmita informações claras. Lembre-se de que, nesse assunto, você é o anfitrião que instrui seu filho nas normas culturais. Se ele não as perceber com clareza, não conseguirá interiorizá-las nem convertê-las em hábitos. Vai pensar sempre no que será ou não correto, e isso lhe tirará o apetite.

A criança tem tendência à obesidade – de 4 a 6 anos

Pense sempre que seu filho tem tendência à obesidade, e não que é obeso. Não rotule prematuramente seu filho: se o fizer, será mais difícil ajudá-lo a controlar o peso (trata-se da *profecia autocumprida*). Acostume-se a falar com ele de modo a dar a entender que as coisas podem ser modificadas ("Ultimamente você está meio gordinho, vamos ficar mais atentos a essa questão") e nunca o qualifique de forma permanente ("Meu filho será tão gordo quanto o pai").

Em primeiro lugar: cuidado com as *comidas afetuosas*. Boris Cyrulnik, especialista francês renomado, chamava assim essa tendência de alimentar excessivamente a criança como forma de expressar carinho. A refeição é, de fato, a primeira forma de diálogo entre pais e filhos, mas isso não quer dizer que deva ser sempre a única. Alguns pais, cheios de boas intenções, mostram-se atenciosos e generosos e insistem em dar comida a seu filho várias vezes, como se, por uma estranha alquimia do coração, o ato de encher mais a barriga dele fosse o equivalente a lhe dar mais amor. Exemplos típicos disso são a mãe que quase obriga a criança a mamar cada vez que chora e o pai que não sabe o que fazer com seu filho e o leva a um restaurante *fast food* para vê-lo contente e entretido. Lembre-se de que alimentar o corpo não é o mesmo que alimentar o espírito e pense no seguinte: até que ponto sua atitude ajuda, involuntariamente, seu filho a engordar?

Se a criança tem fome constante, investigue os motivos. Mudanças ou perdas emocionalmente difíceis podem explicar por que a criança devora a comida com tanta ansiedade. Isso também acontece com os adultos: o excesso de apetite revela um mal-estar. Nesse caso, a melhor ajuda é trabalhar, aos poucos, essa perda e controlar a ansiedade. Procure resolver o problema, e não o sintoma.

Se a criança tem predisposição genética para engordar, ajude-a a entender os problemas e o que isso pode acarretar e como controlá-los. O período entre 4 e 6 anos é um momento crítico no que se refere ao peso: se um dos pais tiver propensão ao excesso de peso, o risco de que a criança tenha a mesma propensão será maior. Mas lembre-se: a criança herda apenas uma tendência. Faça com que ela entenda os problemas que isso pode acarretar ("É melhor não engordar porque assim não se cansará tanto") e ofereça meios de evitá-lo ("O que acha se você e eu deixarmos de comer chocolate por algum tempo para ver se emagrecemos?"). Estaremos, assim, ensinando a criança a controlar essa propensão. Em quase todos os casos, basta ajudá-la a respeitar certas regras: comer um pouco de tudo, almoçar bem e parar de beliscar entre as refeições.

Em todo caso, ajude seu filho a criar hábitos. A maior parte das crianças obesas não come mais nem menos que seus companheiros. O fato, porém, é que quase todas comem pior e fazem menos exercícios. Resultado: consomem mais do que gastam, e esse superávit se reflete no acúmulo de gordura. Um exemplo: estudos indicam a existência de correlação entre a tendência à obesidade e o número de horas que as crianças passam diante da televisão. A causa é óbvia: enquanto assistem à televisão, não fazem exercícios. Além disso, costumam beliscar. Ajude seu filho a adotar hábitos melhores, de forma sutil e gradual, estabelecendo ritmos alimentares sadios. Não pretenda, porém, conseguir isso em um único dia. Faça-o pouco a pouco, tendo em mente seu objetivo final e empenhando-se para alcançá-lo dia após dia.

E, sobretudo, consulte o pediatra. Sempre ouvimos muitas *opiniões autorizadas* que nunca são como as dos médicos. Por isso, é importante lembrar que nesse assunto, mais que em qualquer outro, a única opinião válida é a de um especialista em nutrição. Os outros falam sobre o que deu certo para eles e para seus filhos em determinadas circunstâncias. Mas, em termos de alimentação, cada pessoa é um universo (porque cada metabolismo é diferente) e cada época é distinta (porque as necessidades básicas também são diferentes). Os tempos estão sempre mudando, e seu filho é único – portanto, não hesite em consultar o pediatra.

A cultura da anorexia

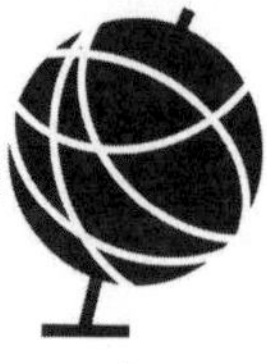

Uma das notícias mais controversas da Alemanha em 2004 foi a criação de um restaurante para pessoas que sofrem de anorexia.

Katja Eichbaum, a fundadora, disse ter aberto o restaurante (que se chama Sehnsucht, algo assim como "ansiedade" ou "nostalgia") porque sofreu com essa doença durante quinze anos e se deu conta de que parte dos problemas causados pela anorexia tinha relação com sua incapacidade de apreciar a comida. Essa falta de hedonismo, do sentimento de prazer, torna o ato de comer uma obrigação. Por isso Katja pensou ser uma boa idéia abrir um restaurante onde os indivíduos que sofrem de anorexia pudessem divertir-se comendo. Deu aos pratos nomes que não tinham nada a ver com os ingredientes que continham. Ela procurava algo que já comentamos: é possível comer sem falar de comida.

O *Hallo* ("olá" em alemão), por exemplo, é na realidade um manjar à base de lagosta. O *Heisshunger* ("fome quente") leva cordeiro. O *Seele* ("alma") é uma sobremesa de creme de *cappuccino*. A idéia do restaurante é recuperar o hedonismo, a oportunidade de entretenimento que a comida nos proporciona. Para Katja, a ausência de prazer durante as refeições faz com que as pessoas que sofrem de anorexia evitem sair com os amigos para jantar em restaurantes. Mas, se recuperarem seu potencial de apreciação, esses indivíduos estarão no caminho da cura.

Katja afirma que nossa sociedade caminha para uma forma demasiado fria de entender a alimentação: fala-se muito de calorias e hidratos de carbono, mas pouco do prazer gastronômico e da satisfação causada pela aparência dos alimentos. Ela deve ter razão, ainda que seja só pelo fato de seu restaurante especializado ser uma realidade – e a anorexia também.

5

MEU FILHO TEM SONO DIFÍCIL
Como educá-lo para dormir

Em luta contra o tempo

A tarefa de educar uma criança nos faz, muitas vezes, refletir sobre automatismos interiorizados dos quais nunca tivemos consciência. A *tirania* do relógio é um desses fenômenos que assumimos sem pensar e nossos filhos nos fazem analisar com suas perguntas: "Por que tenho de ir para a cama agora que estou me divertindo tanto? Por que tenho de levantar tão cedo?".

As perguntas de nossos filhos sobre os ritmos vitais que a sociedade nos impõe não são tão fáceis de responder quanto parecem. E a questão não é tão óbvia: alguém pode imaginar, sem nenhum problema, uma cultura na qual cada um dorme em horários diferentes? De fato, nem todas as culturas têm percepção do tempo: a idéia de ligação com o tempo, de fazer dele um fator objetivo, não é tão antiga quanto acreditamos.

No ano de 1481, os cidadãos de Lyon, na França, pediram às autoridades para erguer uma torre com um relógio na esperança de que assim lhes fosse possível "levar uma vida mais organizada" e viver "felizes e satisfeitos". Os comerciantes e industriais da cidade foram os principais advogados da contagem exata do tempo. A partir daí, as catedrais européias começaram a incorporar relógios. E aquela torre se transformou em um marco do avanço implacável do tempo em nossa sociedade.

Mas isso ocorreu há muitos anos. Atualmente, sobretudo nas cidades, o tempo objetivo (medido pelo relógio) regula toda a nossa existência. As vantagens dessa ubiqüidade são as mesmas que os cidadãos de Lyon anteciparam: podemos fazer muito mais coisas juntos ao longo do dia porque todos temos o mesmo ritmo de vida. Mas não é fácil explicar isso a uma criança.

Não é muito simples a tarefa de fazer as crianças respeitarem um ritmo de sono culturalmente admitido: as mães foram as pessoas que mais protestaram contra essa torre de relógio de Lyon naqueles tempos remotos. Alegaram ser impossível fazer as crianças dormirem em horários fixos.

Mas onde se meteu Morfeu, o deus do sono?

O ritmo de sono da cultura em que nascemos, de fato, se interioriza pouco a pouco. Não é apenas uma questão de instalar um relógio no quarto de nossos filhos. O esforço que teremos de fazer para resolver esse assunto dependerá de três fatores: personalidade, ambiente e circunstâncias pontuais.

A) Por um lado, é preciso considerar as predisposições genéticas de nossos filhos. Há crianças que têm mais dificuldade de chegar ao padrão monofásico (muitas horas seguidas de sono por noite), tradicional de nossa sociedade, e permanecem bastante tempo no padrão bifásico (sono da tarde tão longo quanto o sono noturno) ou ainda no padrão multifásico (três ou quatro períodos de sono durante o dia). Há também pessoas que, por motivos biológicos, dormem mais, assim como há outras que dormem menos. Meu conselho, portanto, é evitar encarar como regra definida o número de horas que os livros mencionam: trata-se apenas de uma estatística média. Você dorme, em média, as oito horas necessárias aos adultos? Pois saiba que Winston Churchill dormia três horas diárias, e

Albert Einstein, onze. Há, pois, muitas variações de pessoa para pessoa.

B) Por outro lado, devemos levar em conta o ambiente que cerca a criança. Um exemplo: nas casas pequenas, a dificuldade de adquirir ritmos de sono regulares é maior devido ao estresse causado pela convivência de várias pessoas em pouco espaço. Esse é só um dos muitos fatores ambientais que cercam o sono de nossos filhos: a quantidade de luz, o nível dos ruídos, os odores – tudo tem influência sobre a possibilidade de Morfeu, o deus do sono, aparecer ou não.

C) E, finalmente, precisamos contar com os acontecimentos pontuais. O momento que a criança vive afeta de forma decisiva sua maneira de dormir. O início das aulas ou a perda de um ente querido, por exemplo, são fatos que podem alterar seus ritmos vitais, inclusive o sono.

A tentativa de simplificar as coisas e encontrar uma fórmula mágica para que seu filho durma somente o fará sentir culpa quando perceber que não consegue interiorizar, no curto prazo, o horário de sono que você determina. Para fazer isso de imediato, ele teria de controlar fatores que estão fora de seu alcance. Uma criança introvertida, por exemplo, prefere silêncio total para dormir, enquanto uma criança extrovertida gosta de dormir com algum som (talvez música relaxante). Mas, quando passa por uma fase difícil, a criança introvertida precisa às vezes de algum tipo de som tranqüilizador, o que antes apenas a perturbava. Complicado, não é?

Pois bem: não será tão complicado se encararmos as coisas com calma e aceitarmos o fato de que não existem fórmulas mágicas. Os horários de sono são interiorizados pouco a pouco, com altos e baixos, no longo prazo. A adoção dessa rotina somente se tornará um drama se você esperar por um milagre repentino.

O conteúdo dos sonhos

O conteúdo dos sonhos de nossos filhos será sempre motivo de curiosidade. Esse é o único momento em que eles escapam de nosso controle, já que, conforme dizia Heráclito, o filósofo grego: "No estado de vigília, o mundo é uno e comum, mas, quando dormimos, cada um de nós se dirige ao próprio mundo". Por isso, as pesquisas que nos revelam detalhes da temática do sonho infantil sempre são fascinantes.

Um dos últimos estudos sobre o assunto foi publicado pela Universidade de Mannheim, na Alemanha, em março de 2005. Os pesquisadores estavam interessados na forma como se traduzem as diferenças de gênero no conteúdo dos sonhos infantis. As conclusões foram bastante curiosas. Segundo a pesquisa, feita com mais de 600 crianças, "desde tenra idade, os sonhos das meninas contêm emoções mais explícitas relacionadas com o ambiente familiar e mostram a presença maior de cenários interiores, de objetos da casa e de referências à roupa". Os sonhos masculinos, contudo, "caracterizam-se pela agressão física e pela presença de armas. Aparecem também carros, estradas, ferramentas. Os cenários são exteriores e desconhecidos". Com relação aos temas, os meninos deparam com monstros e animais grandes, enquanto as meninas lidam com seres humanos e com pequenos animais.

Observe seu filho enquanto ele dorme
Situações cotidianas evolutivas

Um dos maiores prazeres que você pode ter é ver seu filho dormir. A sensação de se aproximar do berço e observar a forma como a criança desfruta do sono é uma das mais pacificadoras que existem. Mas, para chegar a isso, você precisa percorrer um longo caminho. É necessário estabelecer horários de sono, mas existem alguns fatores a considerar, como a capacidade que você tem de ajudar a criança a enfrentar os medos, os ritmos alimentares dela, a excitação trazida pelo fato de ter descarregado energia brincando muito durante o dia e outros que vamos analisar em seguida.

Se seguir os conselhos contidos aqui, a criança vai adaptar-se, de forma gradual, à rotina de sono que você escolher. Para isso, é preciso ter coerência. Fixe objetivos sensatos e realistas e pense na melhor maneira de concretizá-los (quanto tempo a criança dormiria se cumprisse essa rotina, em que horários se deitaria e levantaria e com que idade começaria a dormir sozinha). Decida também se deve ou não haver algumas exceções semanais. Uma vez estabelecida, ponha a rotina em prática.

Como sempre, cada situação é uma nova oportunidade de conseguir seu objetivo (nesse caso, ajudar seu filho a dormir bem) em razão da idade da criança e de seu nível de desenvolvimento. Se você, contudo, encontrar dificuldade de cumprir suas decisões, pare para pensar no motivo disso e faça algumas perguntas a si mesmo: não consegue conversar com seu filho e explicar-lhe a necessidade de dormir bem? Você está cansado por causa do trabalho? Você se sente culpado por outras questões? Em certos momentos das relações com nossos filhos, esses são problemas normais e passageiros. Mas, caso esteja perturbado por questões alheias aos distúrbios de sono da criança, será melhor consultar um psicólogo. Assim, seu filho e *você* poderão dormir tranqüilos.

Vamos analisar algumas situações.

O bebê não aceitou meus horários de sono – de 0 a 1 ano

Claro que não, o que você esperava? Em *O Mundo Assombrado pelos Demônios* (Companhia das Letras, 2001), o último livro do cientista norte-americano Carl Sagan, que explora alguns males que afligem a cultura contemporânea, ele nos recorda que "alguns dos costumes de nosso tempo parecerão sem dúvida bárbaros às gerações vindouras; talvez um deles seja a insistência em que os filhos pequenos (inclusive os bebês) durmam sozinhos em vez de dormir com seus pais". Nossos horários de sono são completamente artificiais: nem sempre se dormiu assim. E, é claro, seu filho não nasceu programado para eles. De fato, é bem provável que esteja predisposto biologicamente a ritmos muito diferentes. Se você acha que todos os bebês podem aceitar totalmente nossos horários de sono logo nos primeiros meses de vida, acabará por sentir-se muito culpado por não conseguir o que, na realidade, quase ninguém conseguiria.

Tome uma decisão sobre a estratégia que vai usar para ajudá-lo a adaptar-se aos novos horários de sono e estabeleça um objetivo de médio prazo. Você, com certeza, vai ouvir e ler a respeito de muitos métodos, alguns baseados na coerência das normas, outros fundamentados na importância do carinho. Escolha uma estratégia de acordo com o que sabe de seu filho (lembre-se: não existe nenhum método mágico). Depois, estabeleça um objetivo razoável e tente manter-se coerente com esse método durante alguns meses. Se seu bebê adquirir aos poucos novos ritmos de sono, isso significa que está no caminho certo. Tenha paciência: não há nenhum método que faça seu filho interiorizar horários artificiais de sono em apenas um mês.

Ajude seu filho a encontrar um *apoio* para entrar no mundo de Morfeu. Para dormir, os bebês necessitam tocar algum objeto que lhes permita manter contato com o mundo da vigília. Deixe que seu filho se agarre ao seu dedo ou procure um travesseiro ou boneco preferido. Faça com que a criança se afeiçoe a alguma coisa que possa ficar junto dela de forma permanente porque isso criaria uma rotina.

O mito do belo adormecido

Um dos mitos mais persistentes entre os seres humanos é a idéia de que a mente pode exercer controle total sobre a matéria. Ao longo de nossa história cultural, essa falácia tem sido sugerida ou defendida explicitamente por religiões, escolas de pensamento e movimentos esotéricos. O resultado é sempre o mesmo: inúmeras pessoas acreditam nisso e depois se sentem culpadas porque não são capazes de controlar tudo.

A escritora norte-americana Susan Sontag conta, em seu livro *A Doença como Metáfora/Aids e suas Metáforas* (Companhia das Letras, 2007; Paz e Terra, 2002), uma das formas que essa idéia tomou no último século. Segundo alguns, a maioria das doenças não é mais que a manifestação dos problemas do espírito. A escritora, que teve um câncer, explica no livro a frustração que sentiu ao ver que não era capaz de "curar-se explorando o interior de sua mente", pois era isso que as outras pessoas lhe diziam que deveria fazer.

Anos mais tarde, na década de 1980, quando o parto sem dor por meios naturais estava em plena moda, uma pesquisa apontou o sentimento de culpa de muitas mulheres que não tinham conseguido dispensar os anestésicos tradicionais.

Existe atualmente uma nova versão desse mito: a idéia de que os bebês podem dormir como nós desejamos se utilizarmos *métodos psicológicos*. O doutor Carlos González contesta essa idéia em seu livro *Bésame Mucho* [Beija-me Muito]. Para isso, analisa a única experiência que poderia sustentá-la, realizada por T.F. Anders em 1979. O autor filmou, durante uma noite, dois grupos de crianças de 2 e 9 meses de idade para verificar se, segundo seu critério, "elas dormiriam a noite toda". Constatou que 44% dos bebês de 2 meses e 78% dos bebês de 9 meses conseguiram isso.

Mas os números dependem, obviamente, do que o pesquisador considera "dormir a noite toda". Hoje em dia, muitos métodos mágicos apregoam que, graças a sua adoção, nossos bebês poderão dormir entre dez e onze horas consecutivas. Sendo assim, aplicando-se esse critério, somente 6% dos bebês de 2 meses e 16% dos bebês de 9 meses, na experiência de Anders, "dormiram a noite toda". Ressalte-se ainda o fato de que, na época desse experimento, era comum o hábito de alimentar os bebês com mamadeira e de fazê-los dormir no próprio berço.

Certas estratégias propõem, com o uso de *métodos psicológicos*, a imposição de alguns horários de sono durante o primeiro ano de vida dos bebês que contrariam a natureza da maioria deles. Essa estratégia, de fato, quase nunca é bem-sucedida, pois há razões fisiológicas que impedem os bebês de dormir segundo nossos horários. A mente não domina completamente a matéria e, por isso mesmo, os métodos psicológicos nem sempre prevalecem sobre a biologia.

A criança tem medo do escuro – de 1 ano e meio a 3 anos

Na fase que seu filho atravessa, esse medo é adaptativo. O medo da noite vem de nossos antepassados. À medida que cresce, seu filho passa a depender mais da visão para se sentir seguro. Ele acredita que os lugares vazios onde não se vê nada (debaixo da cama ou dentro do armário), os corredores e os espaços abertos são mais perigosos quando não há luz.

Trata-se de um medo visceral, portanto não tente argumentar com seu filho. O medo de ser devorado por um predador faz parte do sistema biológico do ser humano. Esse medo está tão arraigado que você, de fato, brinca às vezes com seu filho fingindo ser um animal que quer devorá-lo. É um temor ancestral e, portanto, irracional: não está associado a nenhuma experiência negativa e não se pode acabar com ele somente discutindo. Reforce seus argumentos usando uma forma de comunicação não-verbal (gestos, olhares, aproximações) para dar a ele a sensação de segurança e normalidade.

Deixe que seu filho fale sobre seu medo. Lembre-se do que comentamos no capítulo 3 sobre o risco que corremos se não pudermos falar de certos tabus. É fundamental permitir que seu filho se expresse (mediante palavras, desenhos ou brincadeiras). Não o obrigue a falar, mas simplesmente mantenha aberto o canal de comunicação sempre que ele quiser utilizá-lo. Quando expressar suas angústias, não ria dele nem o interrompa para discorrer sobre aquilo que, para você, é bobagem ("Mas já não tínhamos visto que fantasmas não existem? Já disse isso milhões de vezes!"). Escute seu filho com atenção e de forma ativa (pergunte, resuma o que ele lhe disse para ver se você entendeu bem, admire-se de suas novas descobertas). Quando ele sentir que pode correr perigo, sua empatia o acalmará ,mais do que qualquer outra coisa, ou seja, sua capacidade de se colocar em seu lugar e entender seu medo. Com isso, a criança sentirá que já deu seu *grito de alerta* e pode dormir tranqüila porque você vai protegê-la de tudo.

Tente mudar o estado de espírito da criança. Seu filho está nervoso, inquieto, sem sossego – ele sente medo, e isso é importante. Se teve um pesadelo ou passou por terrores noturnos, a mera análise desse pesadelo ou desses terrores não servirá de nada. Ele precisa que você ria com ele (e não dele), que lhe dê segurança falando de assuntos que lhe tragam paz ou que o faça sentir raiva das coisas ruins que perturbaram seu sono. Um passo também importante, depois de uma conversa com ele, é ajudá-lo a mudar seu estado de espírito.

Ajude seu filho a descobrir truques que lhe dêem segurança, mas não mude os ritmos habituais de seu sono. Não se responde ao medo com mais medo: se você mudar todas as rotinas de sono, seu filho vai pensar que algo grave aconteceu. Não o leve para a *sua* cama se ele já dorme sozinho e não deixe a luz acesa caso ele tenha se acostumado a dormir no escuro. A sensação de normalidade é o que mais pode ajudar seu filho (por isso, é melhor não alterar seus horários de sono) em combinação com algum truque que lhe permita reaver a sensação de controle. Alguns exemplos: um boneco ou brinquedo que tenha a função de espantar o medo, uma pequena fonte de luz, uma chave para trancar a porta do armário. Na literatura infantil moderna você encontrará outras idéias, visto que hoje existem coleções inteiras de histórias sobre as dificuldades de dormir e o medo dos monstros. Algumas comédias também ensinam a usar o melhor dos recursos para espantar os medos noturnos: o senso de humor. Não permita que seu filho durma com medo. Troque esse medo por muitas risadas, e que seja essa a única bagagem a ser levada para o mundo de Morfeu.

Pesadelos e terrores noturnos

A função que os sonhos desempenham – ou seja, a razão pela qual determinadas imagens aparecem em nossos sonhos enquanto dormimos – continua sendo um dos grandes mistérios da mente humana. Enquanto essas funções não forem esclarecidas, não saberemos as razões que obrigam nossos filhos a enfrentar dois fenômenos que lhes tiram o sossego: os pesadelos e os terrores noturnos.

Terrores noturnos são sonhos inquietantes dos quais a criança acorda sem saber onde está, sem reconhecer nada, como se chegasse de outro mundo. Ela normalmente volta a dormir e na manhã seguinte não se recorda de nada. Dos pesadelos, contudo, ela se lembra. Além disso, a sensação de confusão que eles causam não dura mais que alguns segundos.

Segundo muitos pesquisadores do sono, os terrores noturnos são a concretização dos medos mais difusos, isto é, dos medos de sensações estranhas e doentias. Por isso, aos poucos, esses temores desaparecem da vida de nossos filhos à medida que eles crescem e dão nomes às coisas. Os pesadelos, porém, permanecem porque alguns assuntos, mesmo que tenham rótulos, continuam a nos causar medo.

Um estudo recente da Universidade do Arizona chegou à conclusão de que os pesadelos são constantes nos adultos: ocorrem duas vezes mais do que imaginamos. A média, segundo essa pesquisa, seria de 24 pesadelos por ano. O fato é que os adultos não costumam lembrar-se deles.

Esta informação talvez seja útil: é provável que a tendência de despertar por causa de medos noturnos tenha relação com inquietação interior. A mesma pesquisa revelou que as crianças ansiosas têm tantos pesadelos quanto as crianças tranqüilas. A diferença é que se lembram bem de muitos deles. Tudo indica que, quando estão inquietas, torna-se mais difícil sair desse mundo perturbador.

A criança começa a dormir sozinha – de 3 a 6 anos

Lembre-se de que, se a criança diz sentir medo, não está fazendo drama nem fingindo: tem realmente dificuldade de dormir. É verdade que, se você deixar de reforçar um comportamento de seu filho, ele vai cessar. Mas isso não quer dizer que, em princípio, o comportamento não seja espontâneo.

Estabeleça *rituais* na hora de dormir. Nessa fase, o universo mágico ainda faz parte do psiquismo da criança. A realidade desconhecida se mistura com sua realidade interior, cheia de gênios e fadas que têm poderes para conduzir os seres humanos. Os rituais devolvem a sensação de controle: um banho antes de dormir, alguns mantras (frases ou sons que se repetem todos os dias na mesma hora) sussurrados ao ouvido ou um boa-noite dado ao bichinho de estimação têm poderes tranqüilizadores.

Lembre-se de que o medo de dormir é diferente do medo do escuro. A luz acesa e a porta meio aberta não serão suficientes para acabar com o medo da criança. Seu filho precisa de segurança durante o sono. A princípio, fique junto dele para que se sinta protegido, mas não se aproxime demais. Explique que ele terá de enfrentar sozinho esse medo se quiser superá-lo.

Quando seu filho sentir sono, leve-o para a cama. Ao observar os primeiros sintomas de sono (bocejos, piscar de olhos freqüente ou aspecto cansado), acompanhe-o até a cama. Ele tentará adiar a hora de se deitar, mas essa tática só vai realimentar o problema porque acabará por perder o sono mesmo na cama, e isso causará insônia. A regularidade é muito importante para tornar o sono um hábito saudável: ajude seu filho a relacionar o fato de estar na cama com o sono. Determine uma regra (quantas vezes por semana ele poderá sair dessa rotina?) e respeite-a.

Nunca mande seu filho para a cama como castigo. Se fizer isso, você reforçará a relação cama–problema em vez da relação cama–sono. Além disso, fica a idéia de que a cama é o lugar aonde ele deve ir sozinho, sem você. Se for necessário, faça o contrário, deite-se com ele e, se perceber que está inquieto, tente acalmá-lo. Abrace-o, beije-o, segure sua mão. O sentido do tato é essencial na luta contra os medos noturnos.

Ajude seu filho, sobretudo, a entender o que está acontecendo. A criança deve compreender duas coisas: que você sabe o quanto é difícil aprender a dormir sozinho e que esse aprendizado vale a pena, pois assim todos serão mais felizes. Explique isso usando a linguagem dele.

Medo da noite

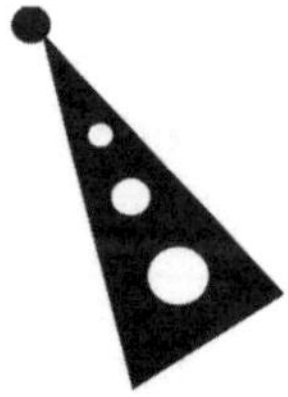

O viajante alemão Nemeitz publicou, em 1718, um livro sobre Paris com "Instruções confiáveis para os viajantes de melhores condições". Nele o autor nos conta desse medo da noite que existiu em todas as culturas, todos os lugares e todas as idades:

"Não aconselho ninguém a andar pela cidade no meio da noite escura. Ainda que a ronda e a guarda a cavalo patrulhem toda Paris para impedir desordens, há coisas que elas não vêem... Vale mais, portanto, não se deter por muito tempo em parte alguma e ir embora para casa na hora certa".

O medo da noite faz parte da condição humana. Fantasmas, tempestades, lobos e feitiços têm sempre a cumplicidade das horas noturnas. Esse é, por excelência, o período em que os inimigos do homem tramam suas maldades. De fato, o temor de ver desaparecer o sol para sempre no horizonte angustiou a humanidade por muito tempo.

Durante a noite, as crianças sentem-se indefesas. Têm a sensação de que os acontecimentos escapam de seu controle – e do nosso. E há uma razão objetiva para que sintam isso: a visão do homem é menos precisa que a dos animais, e as trevas nos deixam mais desamparados do que a maioria dos outros mamíferos. Nossas habilidades, na escuridão, ficam reduzidas ao mínimo.

Esses perigos objetivos da noite fazem que seu filho experimente os perigos subjetivos. Ele, desse modo, passa do *medo na escuridão* para o *medo da escuridão*. Além disso, a noite é propícia à confusão entre o real e o imaginário. Na escuridão, misturam-se facilmente a realidade e a ficção. Na criança, o medo procede, muitas vezes, da união das coisas que nossa cultura nos ensina que estão separadas: o vivo e o morto, o real e o imaginário, o que ela sente e o que não sente. Sua tarefa é ajudar seu filho a sentir segurança nesse âmbito, ou seja, ajudá-lo a superar, outra vez, seus medos.

O tato

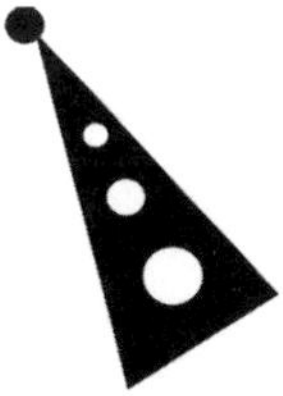

Elke Riesterer tem uma profissão curiosa: ela é massagista de elefantes!

Os elefantes da Índia têm péssimas condições de vida. São usados por empresas madeireiras na floresta, como empregados nas construções urbanas e também para entreter os convidados de festas e casamentos. Além disso, são feridos anualmente às centenas em acidentes de trânsito nas caóticas ruas das cidades indianas. Os elefantes, portanto, estão estressados e dormem muito mal.

Elke tenta ajudá-los a se sentir melhor e para isso utiliza a forma mais apropriada que conhece de comunicação com os paquidermes: as massagens. Segundo ela, embora os elefantes tenham a pele muito grossa, são incrivelmente sensíveis ao tato. O método adotado por Elke é a terapia de tato de Welington, criada para acalmar cavalos estressados, mas depois aplicada a rinocerontes, serpentes, golfinhos e girafas. Segundo Elke, com os elefantes seus efeitos são ainda melhores.

O tato é provavelmente a forma de comunicação mais básica e primitiva do ser humano. Na realidade, a sensibilidade do tato é o primeiro processo sensorial que entra em funcionamento: é a forma como os pais se comunicam com seus bebês.

Assim, o tato se transforma, desde a infância, em um meio de comunicação absolutamente regulamentado. Não nos damos conta do enorme número de "leis" que ditam nossa maneira de tocar porque essas "leis" são inconscientes: não sabemos que existem, mas, sem querer, nós as respeitamos. Usamos mais, por exemplo, a linguagem do tato nas despedidas do que nas acolhidas, mas não temos consciência de que respeitamos tal norma. Esse regulamento estrito faz com que, afinal, nos custe muito ser espontâneos quando usamos o toque. Isso é lamentável porque o tato é uma das linguagens mais necessárias para que nossos filhos durmam bem.

Adultescentes

Um dos termos que provavelmente terão mais futuro no cinema é o neologismo representado pela palavra *adultescente*. O vocábulo em questão é uma tradução de outro vocábulo não menos difícil de pronunciar: *kidult*. Por isso, convém entender o segundo para compreender o primeiro...

O termo *kidult* é uma contração de duas palavras da língua inglesa: *kid*, que significa "criança", e *adult* ("adulto"). Essa palavra, *kidult*, começou a ser utilizada precisamente para designar o possível público de certo tipo de filme: crianças e adultos. A indústria cinematográfica descobriu ser possível fazer filmes que tanto crianças quanto adultos queiram assistir. *Shrek*, *Lilo e Stitch*, *Procurando Nemo* e a série *Harry Potter* seriam, se os virmos dessa perspectiva, filmes para *adultescentes*.

A novidade cultural proposta por esse tipo de filme é a idéia de que as crianças podem assimilar histórias que tratem de qualquer tema (morte, sexo ou medo, por exemplo) desde que essas histórias tenham uma narrativa que não lhes cause perplexidade. Isso significa ser possível encontrar uma história simples para as crianças e, ao mesmo tempo, cheia de complexidades para os adultos. Dessa maneira, ambos os públicos assistirão aos filmes e ficarão satisfeitos.

O tom humorístico, estratégia que os produtores têm usado para aproximar esses temas das crianças de modo que elas possam assimilá-los, ensina-nos muito sobre a melhor forma de evitar que as mesmas questões apareçam nos pesadelos de nossos filhos. Esse recurso foi utilizado em um filme de grande sucesso, *Monstros S.A.*, em que os gritos são trocados por risadas e o medo pela graça, garantindo-se assim o sono tranqüilo dos pequenos. Trata-se de uma estratégia maravilhosa.

6

MEU FILHO ESTÁ APRENDENDO REGRAS
Como educá-lo estabelecendo limites

Os tempos mudam

Vamos iniciar o capítulo com um depoimento. O autor, um renomado filósofo, analisa assim a infância a ser educada: "As crianças de hoje amam o luxo. Têm manias e desprezam a autoridade. Respondem aos pais, têm maus costumes e dominam os professores".

Segundo esse filósofo, assistimos a um fenômeno novo: a infância já não é a mesma. Perderam-se muitos valores: quando ele era jovem, lutava-se para conseguir objetivos e ideais. As crianças de sua geração precisavam esforçar-se e, por isso, não eram mimadas. Ele, contudo, acredita que agora é diferente. Tudo é fácil, e as crianças só dão valor ao que querem: consumir, satisfazer seus caprichos, curtir...

Para ele, o pior é a constatação de que as crianças de hoje acham que sabem tudo. Não levam em conta a experiência de vida dos pais, mais sábios que elas. Pensam que seus caprichos são mais importantes que qualquer outra coisa. Nisso também se diferenciam das crianças da geração de nosso filósofo porque ele se lembra de que, até tornar-se adulto, respeitou seus pais e os conselhos que lhe davam.

Esse homem, finalmente, também se preocupa com o comportamento das crianças na escola. Ele recorda que, quando era menino, respeitava seus professores. De vez em quando, havia algumas molecagens, mas no fundo todos os jovens sabiam que o professor era uma figura de autoridade. Atualmente, segundo ele, os professores têm mais medo dos alunos que os alunos dos professores. As crianças se transformaram nos tiranos da classe.

Ah, quase me esquecia! O nome desse filósofo era Sócrates, e ele expôs essas idéias no século V a.C., justamente quando se iniciava um dos momentos mais brilhantes da cultura grega clássica. As crianças a que ele se referia também se tornaram alguns dos filósofos, artistas e literatos mais famosos da História.

A síndrome de Romeu e Julieta

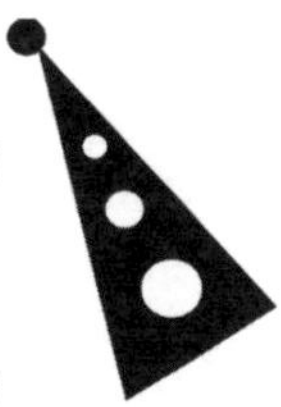

Era uma vez um peixe que da cintura para cima era pássaro e se apaixonou por uma ave que da cintura para cima era peixe. E o peixe-pássaro dizia à ave-peixe: "Oh, por que nos fizeram dessa maneira? Nunca poderemos viver juntos? Você no vento, eu na onda. Que tristeza para nós dois!" E a ave-peixe respondia: "Não, que sorte para nós, que estaremos sempre apaixonados porque ficaremos sempre separados".

Esse breve relato do escritor grego Vassilikos expressa de maneira concisa a síndrome de Romeu e Julieta: tudo o que é proibido exerce sobre nós grande atração.

Os psicólogos norte-americanos Stanley Schachter e Jerome Singer são os autores de uma teoria que explica esse fenômeno. Os sentimentos, segundo eles, constituem um estado de ativação fisiológica (causam, entre outras coisas, palpitações cardíacas e suores) que interpretamos e classificamos como uma emoção específica. Seu filho, por exemplo, interpreta a aceleração do ritmo cardíaco como um sintoma fisiológico quando pratica um esporte. Mas, se ele notar essa mesma atividade cardíaca depois de discutir com você, vai pensar que foi causada pela tensão nervosa.

Em outras palavras: seu filho percebe os sintomas e depois olha em volta procurando a causa desses sintomas. Agora imagine a seguinte cena: seu filho está diante de alguma coisa proibida. O medo acelera seu coração, ativa seu sistema nervoso e paralisa sua digestão, ou seja, faz a criança sentir o mesmo que sente quando gosta muito de determinada coisa. Ela facilmente se sente atraída pelo objeto que desperta sua ansiedade, e isso faz com que goste ainda mais do que você proibiu. É, portanto, necessário desmistificar o motivo da proibição: não fale sobre o "fruto proibido" como se fosse uma coisa extraordinária, ainda que ele seja negativo. Convença seu filho de que a tentação não vale a pena e dê a ele alternativas que chamem sua atenção – e lhe causem ativação fisiológica.

Todos os homens são iguais

Geração após geração, a humanidade tem repetido uma série de idéias. Uma delas é de que todas as pessoas maduras acreditam ter sido crianças diferentes. Todos nós, adultos, achamos que os tempos mudaram e, durante a infância, não agíamos da forma como agem as crianças de hoje. Os argumentos que usamos para explicar o que sentimos são sempre os mesmos: a infância de nossa geração tinha mais valores, lutava por alguns ideais, era menos consumista, respeitava a experiência dos mais velhos, cultivava hábitos mais saudáveis e se divertia de modo menos perigoso.

Sempre dizemos a mesma coisa – e continuaremos a dizer – por dois motivos:

A) Por um lado, a memória do ser humano não serve somente para recordar fatos: serve também para construir uma imagem favorável do passado. Lembramos melhor aquilo que se encaixa na imagem que queremos criar de nós mesmos e esquecemos o resto. Assim, todas as gerações criam uma boa imagem da própria infância.

B) Por outro lado, nós, adultos que educamos as crianças, temos de fazer uma mudança de registro nada simples. Até determinada idade, a educação consiste basicamente em cuidar da criança e protegê-la. A partir de certo momento, precisamos entender que nossos filhos se tornam independentes.

A dificuldade de ser livre

O pesquisador alemão Eric Erikson elaborou, em meados do século XX, uma teoria para explicar essa fase. E fez isso com base no ponto de vista das crianças. Segundo Erikson, a maturidade do ser humano é alcançada por meio da superação de uma série de crises. Em todas elas, há dois pólos, duas tendências, que coexistem dentro da pessoa, e a saída é encontrar o equilíbrio entre essas duas necessidades. Uma das crises se relaciona com o sentimento de que falaremos agora e costuma surgir entre 3 e 6 anos de idade. O pesquisador a denominou de *crise de iniciativa diante da culpa*.

A partir dos 3 ou 4 anos, a criança já quer tomar decisões próprias e levar a cabo atividades autônomas. Isso, porém, lhe causa remorsos: sabe que, para os pais, essa independência será difícil de entender.

O equilíbrio entre os dois extremos é delicado: se a sensação de culpa se desenvolver demais, a criança terá tendência ao autocontrole e vai reprimir suas iniciativas. Se, contudo, ficar sem autonomia, poderá transformar-se, aos poucos, em uma pessoa anti-social e egoísta.

A reação dos pais, nessa fase, é decisiva. Sabem que a responsabilidade de endoculturação da criança é sua: devem ensinar-lhe as regras da sociedade na qual vai interagir para que a convivência com os outros seja possível. Mas também sabem que o medo excessivo da independência, o temor daquilo que não se desenvolve sob sua tutela, pode tornar-se superproteção.

Humanistas e normativos

A forma pela qual nosso filho vai aceitar os limites impostos pela sociedade dependerá das regras que ele considerar dignas de respeito e da confiança que tiver nesses limites. Existem duas posturas diante dessa questão: *a humanista e a normativa*.

As pessoas são boas? Pode-se confiar no mundo? As respostas a essas perguntas são, certamente, óbvias. Se não estivermos atravessando um dia de total cinismo, responderemos que tudo é possível: há pessoas boas e más. Segundo psicólogos como Silvan Tomkins, porém, os seres humanos tendem a escolher uma das respostas.

Há pessoas convictas de que os seres humanos são basicamente maus. Elas são denominadas de *normativas*. Trata-se de indivíduos que se identificam com frases do tipo: "As normas devem controlar as emoções", "Ver um adulto chorar é desagradável", "Mostrar nossos sentimentos é perigoso porque os outros podem usá-los contra nós" e "Brincar é coisa de criança", entre outras.

No outro extremo estão os *humanistas*. Trata-se de indivíduos convictos de que os seres humanos são basicamente bons. Quando vêem um adulto chorar sentem pena, e não rejeição. Os humanistas acreditam que a expressão das emoções favorece o bem-estar. Pensam, inclusive, que um adulto pode permitir-se brincar sem deixar de ser, por isso, uma pessoa madura e responsável.

Segundo Tomkins, a posição em que nosso filho se coloca em relação a uma ou à outra forma de ver o mundo tem profunda ligação com o tipo de afetividade que ele recebe até os 6 anos. O que os pais fazem quando uma criança chora? Aceitam seu sentimento ou se opõem à sua expressão dizendo que ela deve parar de chorar?

Se seu filho admitir os sentimentos como parte da vida, reforçará uma postura humanista, mas, se ele se opuser a isso, incentivará uma postura normativa.

Deixe as regras bem claras
Situações cotidianas evolutivas

A tarefa de ajudar a criança a aceitar regras de comportamento não é fácil. Precisamos conseguir o equilíbrio entre a rigidez das normas autoritárias que ela acata, mas não interioriza, e a negligência, que aceitaria a total ausência de normas, tornando a criança um ser isolado do mundo. Por isso, novamente, cada situação se transformará em mais um degrau que poderemos subir até alcançar nosso objetivo. Neste, como nos outros capítulos, o ritmo adequado é: sem pressa, mas sem demora.

Vamos examinar algumas questões que nos ajudarão a enfrentar várias situações.

O bebê começa a fazer travessuras – de 0 a 1 ano e meio

Estabeleça limites claros desde o início. Existem muitos tipos de travessura: as inevitáveis, as perigosas e as muito importunas, entre outras. Algumas são claras provocações da criança e outras são fruto da má interpretação de suas palavras. Há até algumas que nos fazem rir. Em qualquer caso, é preciso reagir com firmeza e calma, evitando surpresas que façam você perder o controle. Os primeiros meses de vida de seu filho são o momento ideal para estabelecer regras: com que força ele deve dar um soco durante uma brincadeira, o que pode ou não fazer (morder ou cuspir, por exemplo) e a diferença entre defender-se de uma agressão e atacar os outros.

Nessa fase, seus atos devem ser mensagens claras para o bebê. As explicações nem sempre ficam claras para seu filho, portanto aja de forma que ele aprenda por meio da comunicação não-verbal (gestos e olhares). Se ele, por exemplo, bater em você, pare de brincar, encare-o e fique sério. Comece a ensinar que tudo tem limite e, quando ultrapassamos esse limite, a vida não pode seguir seu curso sem que façamos uma *pausa para refletir*.

Desenvolvimento moral

Nos anos 1960, o psicólogo evolutivo norte-americano Lawrence Kohlberg atreveu-se a tratar de um tema difícil e conflitante, presente sempre que se fala do ser humano, que, porém, parecia muito difícil definir: o desenvolvimento moral. Kohlberg fez a proeza de estabelecer as fases que o ser humano atravessa no momento de determinar seus critérios éticos (o que é certo e o que é errado).

Segundo esse autor, o desenvolvimento moral tem início quando a criança nasce: nessa fase, as regras são impostas pelos outros e só se cumprem para evitar o castigo ou receber recompensas. O desenvolvimento moral pleno, que somente alguns adultos alcançam, se completa na fase em que as pessoas agem alicerçadas no que acreditam ser correto sem se dar conta das restrições legais nem da opinião alheia. Agem de acordo com regras interiorizadas, pois sabem que se condenariam caso assim não fizessem.

Para Kohlberg, essas fases são universais. Na mesma década, porém, a psicóloga norte-americana Carol Gilligan diversificou essas conclusões ao afirmar que o desenvolvimento moral das mulheres é diferente do desenvolvimento moral dos homens, pois se baseia na compaixão. Esse sentimento faz com que as mulheres considerem a ética em relação à responsabilidade de cuidar das outras pessoas, e não em relação à justiça. O maior grau de moralidade de uma mulher, segundo a psicóloga, é a capacidade de não ofender nem a si mesma nem a ninguém.

Desde então, as duas definições têm auxiliado os estudiosos a demonstrar suas idéias sobre o desenvolvimento moral das crianças. Alguns se apóiam na teoria de que as crianças adquirem, pouco a pouco, um sentido racional de justiça, ou seja, apóiam-se mais no intelecto. Outros afirmam que as crianças desenvolvem a empatia e se baseiam mais no coração. Mas todos estão de acordo em um aspecto: a finalidade suprema do desenvolvimento moral é evitar que nossos filhos façam aos outros o que não gostariam que fizessem a eles.

A criança aprende regras – de 1 ano e meio a 4 anos

Um ambiente familiar adaptativo proporciona carinho e ao mesmo tempo permite que a criança adquira, de forma gradual e coerente com seu processo de amadurecimento, experiências crescentes de frustração. Ampare sempre seu filho quando ficar frustrado para evitar desânimo diante de determinadas situações, mas não tente esconder o fato de que as coisas nem sempre são como ele espera. Exponha-o a circunstâncias nas quais talvez não consiga obter o que deseja e explique que pode até mesmo superá-las, pois sua capacidade de adaptação à realidade depende dele mesmo.

As regras que deve transmitir a seu filho são necessárias para uma convivência justa ("Eu cedo, mas você também cede"), ou seja, uma convivência assertiva. Esse é o tipo de relação favorável no mundo em que seu filho vai viver. Se ele não aprender a respeitar regras, poderá transformar-se em uma pessoa intolerante às frustrações, e isso, afinal, acabará por isolá-lo dos outros.

Evite que sua linguagem se torne uma profecia autocumprida. Não diga a seu filho, por exemplo: "Você vai se cortar com essa tesoura". Se falar assim e isso acontecer, você se sentirá culpado como se tivesse provocado a situação. É melhor dizer: "Tenha muito cuidado para não se machucar". A segunda frase é condicional: a criança já está prevenida e poderá superar ou não o obstáculo, mas a decisão é dela. Caso se machuque, vai, com certeza, interiorizar a regra.

Preste atenção na coerência entre o que você diz e o que faz. Quando uma criança percebe a contradição entre o que os pais dizem e o que fazem, essa constatação invalida qualquer regra. Por isso é muito importante agir com segurança e sem contradições. Explique claramente a seu filho as regras éticas necessárias para seu desenvolvimento moral. E trate de ser coerente: ele se identificará com seu estilo de comportamento e, assim, vai imitá-lo. As regras concretas até podem ser discutidas, caso você transmita noções fortes de responsabilidade e honestidade, mas se houver desencontro claro entre suas palavras e seu comportamento seu filho optará pelo que vê.

O castigo deve ser uma exceção. As regras são interiorizadas, geralmente, com base em reforços positivos: elogie a atitude de seu filho quando ele observar e respeitar os direitos dos outros. Atenção para o efeito "esse-é-o-normal": lembre-se de que, para você, é normal obedecer às regras, mas para ele isso ainda não se tornou um hábito. Não se esqueça, portanto, do reforço positivo e recorra ao castigo apenas quando for indispensável eliminar imediatamente um mau comportamento que passou dos limites.

Não pense em "adestrar" seu filho. Ajude-o, pelo contrário, a desenvolver suas capacidades (que o ajudarão a ser feliz no meio em que vai viver) e a reduzir o efeito de suas carências. Não se concentre na proibição daquilo que não deseja que ele faça, pois acabaria por mitificar exatamente o que quer evitar. Será bem melhor oferecer a ele novas alternativas para eliminar a conduta indesejável.

A importância dos limites

Em 1997, um adolescente norte-americano de 16 anos chamado Lucas Woodham assassinou sua mãe e dois colegas de escola, além de ferir mais sete pessoas. Dez anos antes, quando tinha 6 anos, Lucas torturara e ateara fogo em seu cachorro, chamado *Sparkle*. O cachorro morreu em conseqüência das feridas, mas a única coisa que o menino recebeu foi uma simples reprimenda. Os pais de Lucas provavelmente nunca pensaram que o episódio do cachorro merecesse mais atenção.

Existe, contudo, uma correlação muito clara entre a violência com os animais e a violência com os seres humanos. Um estudo recente da professora Nuria Querol, da Faculdade de Medicina da Universidade Autônoma de Barcelona, por exemplo, recorda-nos que inúmeros assassinos em série cometeram, na infância, atos de violência contra animais. Essa pesquisa nos faz notar, além disso, que a violência contra as crianças e a violência contra os animais costumam andar juntas: na maioria dos lares onde as crianças são maltratadas, existe também crueldade com outros seres vivos.

Em muitos estudos, os maus-tratos aos animais aparecem como possível fator de futuros problemas de violência contra seres humanos. Essa forma de conduta, no entanto, não costuma ser recriminada: não faz parte do tipo de sintoma que as pessoas observam para detectar um psicopata ou um agressor. Assim, quando alguém, criança ou adulto, comete um ato desse tipo, não se cogita de que tenha ultrapassado os limites.

É evidente, porém, que a violência com os animais demonstra falta de empatia e de compaixão. É fácil deduzir que, se alguém não tem essa capacidade, não será fácil detê-lo. Do ponto de vista psicológico, essa correlação faz muito sentido: as crianças que usam de violência fria e calculada como forma de se impor aos outros, agem assim porque se sentem contrariadas e não adquiriram a suficiente tolerância às frustrações. De fato, são crianças que não aceitam a idéia de que nem sempre podem ter tudo o que desejam. Quando crescem, transformam-se em jovens sem regras, que tendem a buscar pretextos para canalizar sua frustração.

Se não interferirmos na situação, tentando explicar que certos atos rompem qualquer possibilidade de relacionamento, essas crianças poderão tornar-se adolescentes muito perigosos. Em seu diário, Lucas escreveu que o ato de torturar e matar seu cachorro fora para ele um momento de "verdadeira beleza", mas ninguém entendeu que, ao cometer aquele crime, o menino ultrapassara um limite.

Nós, os pais, devemos estabelecer com muita clareza os fatos que consideramos graves. Se não for assim, correremos o risco de negligenciá-los quando ocorrerem (por preguiça, pressa ou medo de nossos filhos).

As mentiras

Uma das maiores preocupações dos pais são as mentiras de seus filhos.

As crianças às vezes não dizem a verdade. Como gostaríamos que a respeitassem sempre, tratamos de buscar *métodos infalíveis* para averiguar se mentem. Na maior parte das vezes, porém, nossas investigações demonstram que isso é impossível: não há nenhum sinal evidente que denuncie o fato de nosso filho estar mentindo para nós.

Na área da psicologia forense, por exemplo, utilizam-se técnicas para medir a credibilidade do que as crianças contam. Uma técnica clássica é a análise de conteúdo baseada em critérios, usada durante décadas para avaliar a veracidade dos testemunhos judiciais. Segundo esse método, nós nos comunicamos de modo diferente quando narramos o que vimos ou o que nunca presenciamos. No primeiro caso, estamos recordando e, no outro, inventando. A verdade já existe, mas a mentira tem de ser inventada – e isso pode ser percebido na forma de transmitir o fato.

Para elucidar se um relato pode ou não ser falso, essa técnica, recorrendo a dezenove fatores, analisa o conteúdo do que foi dito. Quando uma pessoa mente, por exemplo, raramente acrescenta detalhes supérfluos ao que conta. Se alguém inventa, não costuma prender-se à descrição de uma cadeira nem se preocupa com o número de pessoas que havia no local. Isso tudo representa um gasto de energia mental muito grande para quem precisa acreditar no que diz.

Esse é um dos fatores. Os outros dizem respeito à constatação de que as pessoas mentirosas não costumam fazer correções espontâneas no próprio testemunho, não se referem ao que sentiram enquanto os fatos ocorriam nem admitem que às vezes não se recordam de algum detalhe.

A idéia de dominar uma técnica desse tipo parece tentadora. Mas a experiência nos devolve à realidade. O uso de um método como esse, que talvez seja um dos mais contestados, apenas aumenta um pouco a probabilidade de acerto. Isso depois de muito tempo e esforço (às vezes dias) dedicados à análise do que uma criança disse durante alguns minutos. Seria impossível proceder a essa análise com todas as narrações duvidosas que nossos filhos nos fazem.

Parece, portanto, que para nós, pais, não compensa criar uma obsessão pelas mentiras de nossos filhos. É certo que, às vezes, nos escaparão algumas coisas. Mas, nas relações humanas, o importante não é esse ato pontual: se nossos filhos interiorizaram as normas suficientes para viver em comunidade, essas pequenas mentiras não serão problema. Se eles, porém, não as interiorizaram, suas mentiras não apenas serão importantes, como também um dos problemas causados pela falta de regras.

A criança tem problemas devido à falta de regras – de 4 a 6 anos

Se você não impõe limites a seu filho, é porque não tem coragem de educá-lo corretamente. Em muitos ambientes, a falta de regras faz a criança sentir-se insegura. Sempre haverá alguém que vai ajudar seu filho a encontrá-las, e no futuro ele se perguntará por que você não fez isso.

Perceba por que é tão difícil transmitir regras a seu filho. Algumas das causas mais comuns são: receio de decepcioná-lo, de ser considerado autoritário, dificuldade de dizer não, desejo de evitar que ele sofra o que você já sofreu e vontade egoísta de simplificar as regras para que sua vida se torne mais fácil, falta de tolerância à tensão interpessoal, ou seja, medo de conflitos, culpa e intenção de compensá-lo por sua ausência e a tentativa de evitar frustrá-lo porque acha que "já terá outras frustrações quando crescer".

Se seu filho precisa de regras, provavelmente não entendeu que os outros também têm necessidades tão importantes quanto as dele. Você precisa saber que, na primeira fase da infância, é importante para a criança manter relação estreita e estável com alguém que lhe sirva de referência, assim como é importante recordar que, depois, ela deverá afastar-se dessa pessoa para aprender a diferenciar seus desejos e necessidades e dessa forma tomar consciência de si mesma e de sua individualidade. Nessa fase, você deve afastar-se um pouco de seu filho e considerar-se uma pessoa que tem necessidades *egoístas*. Faça-o entender que você tem vida própria e tente mudar a imagem que ele faz do pai ou da mãe como uma extensão de si próprio – que existe somente para satisfazer suas necessidades.

Faça uso do *sentido do eu* para ajudar seu filho a ter empatia. Se uma criança não conhece limites para sua conduta, é porque não aprendeu a praticar a empatia: não aceita o fato de que os outros também têm sentimentos e ela, portanto, pode magoá-los. Para ensinar empatia a seu filho (e para se comportar de forma assertiva com ele), são úteis as *mensagens que contêm o sentido do eu*: "Eu me sinto mal quando...", "Eu gostaria de..." ou "Eu tenho medo de que...".

Ensine seu filho a negociar tendo como base o conceito de "nós" em vez de usar continuamente o "você". Se conversar com seu filho com cumplicidade ("Seria bom se déssemos um jeito nisso, não acha?", "Vamos arrumar a casa para poder ficar mais à vontade" ou "Se tentássemos falar sem gritaria seria melhor para todos"), ele, com certeza, vai ajudá-lo. Mas, se falar como se a responsabilidade e os benefícios fossem só dele, seu filho acabará por adotar soluções egoístas.

Ajude-o a encontrar meios de liberar sua energia. Se seu filho for impulsivo, a prática de um esporte vai ajudá-lo a canalizar a energia que talvez usasse para desobedecer às regras que você estabeleceu. O tempo investido nessa atividade será muito bem empregado, pois o ajudará a crescer com equilíbrio.

Impulsivos e reflexivos

Existe uma dimensão da personalidade que é preciso levar em consideração e pode ajudar você na compreensão dos muitos comportamentos de seu filho com relação às regras. Há pessoas que, desde o nascimento, são impulsivas e outras que são reflexivas.

As crianças impulsivas apresentam grande labilidade do sistema nervoso, isto é, reagem muito rapidamente diante dos estímulos. Se seu filho tem tendência à impulsividade, é uma criança de muita força vital que normalmente age com energia, sem pensar muito. Costuma falar antes de pensar no que vai dizer e se comporta, em muitas ocasiões, sem refletir sobre as conseqüências de seus atos. Sua vantagem é a vitalidade e sua desvantagem é o grande número de erros que comete.

As crianças reflexivas, pelo contrário, são muito mais sossegadas. Costumam pensar sobre o que dizem antes de se expressar e também hesitam antes de agir. Buscam os detalhes de todas as decisões. São pessoas tranqüilas: sua vantagem é o equilíbrio vital e sua desvantagem é a falta de reflexos.

Nenhuma dessas características é intrinsecamente boa nem ruim. Conforme as circunstâncias, uma ou a outra será mais apropriada. A pessoa impulsiva tem a força de sua vitalidade, enquanto a reflexiva possui a virtude de sua serenidade. Ao longo da vida, seu filho vai deparar com ocasiões nas quais a reflexão ou a impulsividade se transformarão em virtudes.

Na hora da interiorização dos limites de comportamento, existem também algumas diferenças. As crianças impulsivas tendem a transgredir os limites com muito mais freqüência, mas raramente de forma grave. As crianças reflexivas, pelo contrário, interiorizam melhor as regras, mas suas trapalhadas costumam ser quase sempre mais graves: se pensarem que um limite não é justo, elas vão ignorá-lo com mais firmeza.

A criança quer ditar regras a você – de 4 a 6 anos

Em primeiro lugar, discuta com seu filho se a regra que deseja impor a você é justa ou não. Fala-se muito, hoje em dia, de crianças autoritárias: são aquelas que impõem sempre sua vontade aos pais. O problema, nesse caso, provém muitas vezes da arbitrariedade das regras. As crianças tiranas sabem se os pais cederão ou não a seus pedidos em razão do medo de que elas concretizem suas ameaças. A lógica das regras não existe para elas: tudo é uma questão de poder. Para evitar isso, é essencial estabelecer com clareza, desde o início, as regras que vai impor a seu filho e as razões disso. Assim, quando ele lhe pedir para acatar algumas ("Não entre em meu quarto sem bater" ou "Não me traga o leite tão quente", por exemplo), você terá condições de argumentar, e ambos entrarão em um acordo coerente.

Se você acha que seu filho tem razão sobre a regra que deseja, peça-lhe para expressar-se em termos assertivos. É sua oportunidade de ensinar seu filho a expressar opiniões e necessidades, utilizando-se de mensagens que contêm o *sentido do eu* e sem ser passivo nem agressivo. Se ele fizer isso, aceite a norma: a criança também tem o direito de estabelecer regras.

Se considera essa atitude uma imposição que você não aceitaria de "um igual", não a aceite apenas pelo fato de vir de seu filho. Não há nenhuma razão para que seu filho se julgue superior a você. Não se sinta culpado por lhe dizer *não*: fazer dele um tirano não seria bom para nenhum dos dois. Explique o motivo pelo qual aceitar essa regra seria aceitar uma imposição injusta. Torne-se um exemplo para ele negando aquilo que considera inadequado.

Ajude seu filho a distinguir entre um favor e uma regra. À semelhança do que acontece com os adultos, quando fazemos muitas vezes o mesmo favor a nossos filhos, ele se torna obrigação. Por isso é importante não repetir demais o mesmo favor e, cada vez que o fizer, mostrar à criança a diferença entre um favor eventual e uma regra que ela precisa cumprir sempre. Ensine a seu filho as três expressões mágicas: "por favor", "desculpe" e "obrigado".

As gerações Kronen

No início dos anos 1990, começou-se a falar na Espanha da *geração Kronen* para fazer referência à problemática dos jovens que não tinham regra nenhuma, precisavam de motivação contínua e dependiam somente das novas sensações experimentadas a cada dia para sentir-se vivos. Essa designação provinha de *Historias del Kronen* [Histórias do Kronen], livro de José Angel Mañas. A obra descreve as andanças de três adolescentes que perambulavam por Madri buscando aventuras que os entusiasmassem.

As razões da inquietação interna desses jovens são diferentes: Roberto esconde sua verdadeira orientação sexual, Pedro quer ser acolhido por um grupo do qual foi excluído por causa de sua deficiência física e Carlos simplesmente se aborrece caso não encontre logo a diversão e a satisfação que espera. Mas os três concordam em uma coisa: as aventuras devem ter *compensação imediata*. Não se procura nada profundo, não se persegue nada que exija luta. Para esses três jovens, as drogas, os filmes sobre assassinos e psicopatas e as diversões em que se brinca com a vida são perfeitos: excitam sempre, sem que seja necessário aprender nem fazer várias tentativas.

O traço de personalidade que caracteriza esses jovens é chamado pela psicologia de falta de *tolerância à frustração*. Os psicólogos chamam de tolerância à frustração a capacidade de continuar perseguindo um objetivo embora não se tenha tido sucesso nas primeiras tentativas. O fracasso frustra a todos, mas as pessoas que têm tolerância à frustração são capazes de persistir apesar dos primeiros insucessos.

Essa tolerância à frustração permite aos seres humanos abordar objetivos difíceis que não costumam dar retorno imediato. A persistência em estudar mesmo que os frutos desse esforço demorem a amadurecer é um exemplo clássico de tolerância à frustração. A pessoa insiste, embora os resultados não sejam imediatos.

A falta de tolerância à frustração, que o livro *Historias del Kronen* descreve, manifesta-se às vezes nos filhos de pessoas que tiveram educação muito repressora. Os pais não querem que seus filhos sofram o que sofreram e, inconscientemente, passam ao extremo oposto: nunca se permitem frustrar os filhos, jamais dizem *não* e nunca ensinam que, quase sempre, as melhores coisas da vida requerem muito esforço.

Aos poucos, essas crianças entram em um círculo vicioso. Por um lado, a recompensa fácil é conseguida sempre da forma mais simples e certa: os pais estarão sempre ali para ajudá-las. Por outro lado, sentem-se incapazes de tentar atividades que requerem maior esforço porque, para fazer coisas que não trazem prazer imediato, é preciso ter tolerância à frustração, e elas não sabem o que é isso. Afinal, não suportam reprimendas nem a recusa dos pais quando exigem um brinquedo novo. Mais tarde, tornam-se pessoas que não conseguem superar eventuais reprovações nos exames nem as negativas dos entes queridos. Acreditam-se incapazes de controlar sua ansiedade, e isso gera reações violentas porque esta surge quando não se é capaz de aceitar nenhum tipo de frustração.

Em todos os tempos existiram as *gerações Kronen*. Troca-se o nome, mas no fundo é sempre o mesmo: trata-se de pessoas sem regras de convivência e, portanto, sem tolerância às frustrações. Aqueles que lhes deveriam ter ensinado essa tolerância em um ambiente emocionalmente seguro não o fizeram. E, já na idade adulta, nem sempre é fácil aprender.

7

MEU FILHO FAZ PARTE DE UM GRUPO
Como educá-lo quando outros influenciam sua educação

Como conciliar aquilo que parece impossível

A norte-americana Judith Rich Harris não pôde exercer sua profissão de psicóloga porque foi expulsa do Departamento de Psicologia da Universidade Harvard. Apesar de ter desenvolvido uma boa carreira acadêmica, foi incapaz de conciliar os estudos com a maternidade. Os prazos para entregar trabalhos e exames se esgotaram, e ela se viu obrigada, por fim, a abandonar a carreira.

Teve mais tarde alguns problemas com os estudos de seus filhos, já que eles não conseguiam chegar ao nível adequado. Foi conversar com os professores e descobriu que, segundo eles, a culpa de tudo o que acontecia com as crianças era dela.

Judith Rich Harris, decididamente, não conciliava o mundo dos estudos e o mundo da maternidade.

Mas, anos depois de ter sido afastada do mundo acadêmico, Judith conseguiu tornar-se o centro das atenções da comunidade científica graças a um artigo de pesquisa sobre educação que escreveu. Após esse trabalho, pelo qual recebeu importante prêmio acadêmico, retomou os estudos e publicou um livro, *Diga-me com quem Andas...* (Objetiva, 1999. Publicado nos EUA com o título *The Nature Assumption* e na Espanha como *El Mito de la Educación*), que se tornou um *best-seller* em seu país no ano de 1999.

De fato, a conciliação do mundo acadêmico com o mundo das crianças foi simbólica no caso de Judith, expulsa da universidade através de uma carta assinada por George A. Miller, renomado psicólogo que ocupava o cargo de reitor. Quando ele faleceu, instituiu-se um prêmio em sua honra. E, justamente essa foi a recompensa que Judith Rich Harris obteve por seu excelente trabalho: o Prêmio George A. Miller de Pesquisa. Coisas da vida...

Nível de ativação ideal

Uma das características que diferenciam as crianças umas das outras é o nível de ativação que preferem. Nossos filhos, assim como nós, controlam os estímulos que recebem com a finalidade de atingir o nível de ativação que os deixa mais à vontade. Quando estão excessivamente estimulados, procuram um lugar tranqüilo onde possam ficar sozinhos. Quando precisam de mais estímulo, preferem lugares agitados e cheios de gente para se sentir melhor.

Existem, contudo, grandes diferenças individuais relativas ao grau de agitação mais agradável a cada um. Há crianças que estão sempre à procura de alguma coisa: gostam de atividades arriscadas e de aventuras, de encontrar-se com desconhecidos e expor-se a situações intelectualmente excitantes. Outras crianças, pelo contrário, preferem a sensação de paz, gostam de ver apenas um amigo de cada vez e de ter alguns momentos de solidão todos os dias.

Na hora de ajudar nossos filhos em suas relações sociais, é muito importante levar em conta essa dimensão de sua personalidade. Um exemplo: se seu filho preferir um nível menor de agitação, não será boa a idéia de organizar uma festa para fazê-lo conhecer novos amigos. Ele sempre vai preferir conhecê-los de modo particular. Se, pelo contrário, ele gostar de um nível maior de estimulação, ficará entediado por permanecer uma tarde inteira com um único amigo.

Quem educa?

O fenômeno do livro *Diga-me com quem Andas...* é duplamente curioso porque, depois de tanto confronto entre o mundo acadêmico e a maternidade, Judith Rich Harris chega, nessa obra, a uma conclusão revolucionária: os pais têm pouca importância na educação de seus filhos. Os dois únicos fatores relevantes, segundo ela, são a genética e o grupo no qual a criança se relaciona com seus iguais.

A hipótese dessa pesquisadora causou, certamente, grande polêmica na cultura anglo-saxônica. Ela recebeu muitas críticas porque atacara uma idéia que fora até então predominante. Mas não é fácil deitar por terra sua teoria: Judith Rich Harris menciona numerosas experiências que validam sua hipótese. Um exemplo: as crianças sempre adquirem linguagem e sotaque próprios imitando seus companheiros, e não seus pais. De fato, assimilam uma linguagem que os adultos não usam com elas e que aprendem ouvindo os companheiros um pouco mais velhos.

Outro exemplo: experiências feitas sobre apego chegaram à conclusão de que a criança não generaliza para o resto do mundo a relação que estabelece com seus pais. Isso quer dizer que ela pode sentir-se muito segura com os pais e profundamente insegura com os amigos, o que é, segundo Judith, bastante lógico: o mundo dos amigos e o dos pais adotam códigos diferentes e privilegiam formas de agir completamente opostas. Uma criança pode ser muito valorizada pelos pais por determinada qualidade e muito desprezada por seus companheiros pelo mesmo motivo. A pesquisadora apresenta em seu livro numerosos dados que demonstram que nossos filhos se comportam de forma absolutamente diferente em casa e fora dela.

Ocorria até então, segundo a autora, um falso consenso. A comunidade científica sustentava uma hipótese de sentido comum (a influência dos pais era o fator mais importante da educação) sem comprová-la. Judith Rich Harris afirma no livro *Diga-me com quem Andas...* que essa idéia, que a maioria dos cientistas tomava por verdadeira, não está confirmada por nenhuma pesquisa.

Essa é, obviamente, uma opinião da autora baseada no próprio ponto de vista.

Uma nova reconciliação

Essa polêmica sobre o fator mais influente na educação é inútil. O desenvolvimento cognitivo, emocional e social da criança se dá por uma inter-relação de fatores, e é impossível isolar cada um deles. Como avaliar quantitativamente a influência dos pais? Como separar essa influência da exercida pela escola considerando-se, por exemplo, que os pais escolhem o tipo de colégio em que o filho estuda? E como separar a influência dos amigos da exercida pelos pais se são estes que, durante a primeira infância, acabam por escolher também o tipo de amigos que a criança vai ter?

Apesar disso, Judith Rich Harris, que não levou em conta a influência óbvia de outros fatores, presumiu um sopro de ar fresco na questão da educação por duas razões:

A) Por um lado, suas pesquisas resgataram muitos estudos que nos recordam um fato evidente: como educadores de nossos filhos, devemos ajudá-los a relacionar-se de forma saudável com os outros, pois esse fator é tão importante quanto a relação que eles têm conosco. Podemos citar um exemplo extraído do livro: quando uma socióloga perguntou a um numeroso grupo de pessoas o que lhes causara mais infelicidade na vida, somente 9% delas falaram dos danos causados pelos maus-tratos dos pais, mas 37% recordaram, como motivo de tristeza duradoura, as atitudes negativas de seus amigos.

B) Por outro lado, o livro e o artigo conseguiram alcançar o objetivo que Judith propusera: ajudar muitas mães e muitos pais a livrar-se da culpa de tudo o que os filhos faziam. A insistência no fato de que a culpa é dos pais é típica de nossa sociedade, mas não é certo que tudo esteja sob o controle deles. Se falarmos como se os pais fossem onipotentes, criaremos muita culpa e muita frustração, que em nada ajudarão nossos filhos. Como disse Judith, é preciso aprender a trocar a culpa pela responsabilidade. Somos responsáveis pela co-educação de nossos filhos e pela tarefa de ajudá-los a encontrar outros mundos e novas influências, retirando o melhor de cada um.

Como entrar em acordo
Situações cotidianas evolutivas

A melhor maneira de entrar em acordo com seu filho e de entender a interação dos diversos fatores que o cercam é justamente o que você vai aprender nas situações apresentadas a seguir. A criança gradativamente passará por influências diferentes das suas. A educação consiste, neste capítulo, na tarefa de ajudar a criança a combinar de forma sadia o mundo que partilha com a família e o que partilha com as outras pessoas. Para isso, é preciso incentivar sua auto-estima com base na consecução dos objetivos (*auto-estima-formiga*) e no amor incondicional que algumas pessoas nutrem por ela (*auto-estima-cigarra*). A meta final é dar segurança a seu filho nos diversos ambientes que integram o universo dele. Vamos ver algumas dessas situações.

O bebê quer estar sempre comigo – de 0 a 1 ano e meio

Para que a criança se desenvolva, nossa relação com ela deve mudar. No próprio momento do nascimento da criança já fica estabelecido, entre ela e os pais, um vínculo afetivo muito poderoso e importante para seu desenvolvimento. Trata-se, para a criança, de uma questão de sobrevivência: a presença e o cuidado constantes da mãe, do pai ou de outras pessoas significativas são imprescindíveis. Os fortes laços que se estabelecem entre mãe e filho, porém, geram dependência, sobretudo do bebê, que deve diminuir à medida que ele cresce e adquire os hábitos necessários para conquistar mais autonomia.

Durante os primeiros meses de vida, a criança ainda não aprendeu a registrar na memória as imagens de objetos e pessoas que vê. Por isso, quando seu filho não os enxerga, pensa que vocês desapareceram, talvez para sempre. Essa explicação permite entender a ansiedade que a criança sente quando fica sozinha, fruto de sua dependência e do medo de que os pais desapareçam. Trata-se apenas de um mecanismo de proteção.

Controle sua linguagem não-verbal depois das separações para dar à criança uma sensação de normalidade. A referência de seu filho para saber *se tudo está em ordem* são seus gestos, seu olhar, sua forma de sorrir e de agradá-lo. Evite, após uma rápida separação, mensagens não-verbais dramáticas. Transmita, pelo contrário, a sensação de que tudo está normal e sob controle.

Invente brincadeiras que ajudem seu filho a se desvincular progressivamente de você. Brinque, por exemplo, de esconder seu rosto atrás das mãos, de um lenço ou de um lençol. Quando a criança estiver mais crescida, peça-lhe que também se esconda. Essa é uma boa maneira de exteriorizar alguns dos medos que seu afastamento lhe causa e aumentar a sensação de segurança. A brincadeira de esconde-esconde, nesse aspecto, é ideal para que a criança aprenda a desligar-se dos pais. Ao terminar a brincadeira, volte a sorrir demonstrando segurança.

A criança tem medo dos desconhecidos – de 1 ano e meio a 3 anos

Se quiser que seu filho se torne uma pessoa autônoma, deve adotar atitudes que o ajudem a separar-se de você. Há frases que antecipam catástrofes e atuam como profecias autocumpridas. Elas são ditas com freqüência pelos pais que se sentem imprescindíveis porque acham que sua função é proteger as crianças da vida em vez de prepará-las para a vida. Com esse comportamento, transmitem apenas ansiedade aos filhos e, com isso, uma dependência que os ajuda muito pouco.

É importante averiguar a origem do comportamento dependente. As causas habituais são a ausência brusca dos pais, experiências traumáticas provocadas por separações que não foram preparadas adequadamente ou o reforço que os pais fazem à dependência da criança. Por isso, nosso comportamento é fundamental para que nossos filhos superem o medo da separação.

Você deve promover as separações, rápidas no início e depois cada vez mais longas. Avise seu filho de que vai sair e quando pretende voltar. A princípio, ele custará a aceitar a novidade, mas aos poucos, quando se der conta de que separação não significa abandono, vai compreender essa situação.

Tente controlar sua ansiedade. Os pais que ficam ansiosos quando se afastam de seu filho podem *contagiá-lo*. Eles protegem exageradamente a criança e acabam por gerar nela uma insegurança que não lhe permitirá desenvolver-se de modo independente. Não valorize a dependência: quando seu filho não quiser separar-se de você, evite agradá-lo ou recompensá-lo porque isso reforçaria a idéia de que ficar a seu lado lhe trará benefícios (sejam quais forem). Você deve ajudá-lo a aceitar seu afastamento e a confiar em si mesmo.

A criança fica muito atenta ao modo como você *demonstra o que diz*. A reação dela depende da criação de vínculos de confiança com aqueles que se encarregam de seus cuidados. Se lhe proporcionar segurança, essa confiança ajudará seu filho a desapegar-se de você. A comunicação oral deve estar apoiada nas ações. Ao deixá-lo em uma creche, por exemplo, diga: "Fique aqui tranqüilo que a mamãe logo virá buscá-lo". A criança precisa ouvir uma única mensagem e perceber coerência entre o que lhe é dito com palavras e o que lhe é dito de forma não-verbal. É importante também ter certeza de que você respeita seu ritmo individual, seus progressos e suas frustrações, suas dúvidas e inquietações.

Amenize, na medida do possível, as situações estressantes de separação. Um caso de hospitalização, um divórcio ou um falecimento repentino podem provocar uma separação brusca entre você e seu filho. Ele vai precisar de afeto e companhia, por isso tenha cuidado para não lhe passar intranqüilidade. Evite, se possível, que tanto o ambiente da criança quanto seu comportamento como pai ou mãe mudem muito, já que será mais fácil para ela adaptar-se à nova situação em um clima mais sereno.

Incentive a autonomia de seu filho. Você pode conseguir isso ajudando-o a tornar-se mais competente, isto é, encorajando-o a aprender coisas novas todos os dias. Se ensinar seu filho a aprimorar suas habilidades e lhe oferecer amor incondicional, você vai contribuir com o desenvolvimento de sua auto-estima e ajudá-lo a enfrentar a separação com mais segurança e menos temor. Para que ele, no futuro, não dependa excessivamente de você, é preciso retirar, aos poucos, seu apoio na realização de uma atividade, por exemplo, até que a execute sozinho. Quando chegar esse momento, faça muitos elogios e valorize, positiva e abertamente, seus progressos. É também muito importante estimular em seu filho a curiosidade pelo ambiente, a responsabilidade diante de uma tarefa e a iniciativa de participar de uma atividade.

Como pudemos sobreviver?

A carta apresentada abaixo foi um dos textos anônimos que circularam bastante pela internet em 2004. É interessante por sua procedência (a internet será o meio de comunicação ao qual nossos filhos terão mais acesso). Além disso, ao ler a carta, temos a oportunidade de refletir sobre os medos que sentimos com relação a nossos filhos e julgar até que ponto é sadio e natural que eles queiram, progressivamente, tornar-se independentes de nossa proteção.

Esta carta é dedicada às pessoas que nasceram entre 1975 e 1982 (ou antes). A verdade é que não sabemos como conseguimos sobreviver a nossa infância! Olhando para trás, é difícil acreditar que estamos vivos depois de ter crescido em ambientes em que não havia portas com travas de proteção nem armários e frascos de remédio à prova de crianças. Andávamos de bicicleta sem capacete e sem protetores de joelhos nem de cotovelos. Os balanços, de metal, tinham arestas pontiagudas, e nós brincávamos de "o que a mãe faz, os filhos fazem", isto é, tratávamos de ver quem era o mais bobo. Passávamos horas construindo nossos carrinhos de rolimã para descer as ladeiras, e só então descobríamos ter esquecido os freios. Depois de bater em alguma árvore, aprendíamos a resolver o problema. Brincávamos de tudo, e ninguém sofreu de hérnia nem de deslocamento vertebral.

Saíamos de casa pela manhã, brincávamos o dia inteiro e só voltávamos quando as luzes da rua se acendiam. Ninguém conseguia encontrar a gente. Não havia celulares. Procurávamos madeira nos depósitos ou em qualquer outro lugar e fazíamos uma casinha para passar ali algumas horas. Não quebrávamos ossos nem abríamos a cabeça brincando de guerra e atirando pedras uns nos outros. Nada grave acontecia, eram apenas coisas de criança e se curavam com mercurocromo (muito vermelho) ou alguns pontos – e no dia seguinte todos estavam contentes. A metade dos colegas de classe tinha sempre o queixo esfolado, um dente quebrado ou havia levado alguma pedrada na cabeça. Nós brigávamos, arranhávamos e beliscávamos uns aos outros – e aprendíamos a superar tudo isso.

Íamos para a escola carregados de livros e cadernos, tudo metido numa mochila sem reforço para os ombros – e desprovida de rodinhas! Estávamos sempre ao ar livre, correndo e brincando. Compartilhávamos garrafas de refresco e ninguém se contaminou com nada. Somente pegávamos piolhos no colégio, problema que nossas mães solucionavam lavando nossas cabeças com vinagre quente. Não tínhamos aparelho de som, telefone celular, computador, internet, videogames, televisão a cabo nem toda a parafernália multimídia tão comum atualmente, mas passávamos o dia às mil maravilhas lançando bolas cheias de água uns nos outros, arrastando-nos no chão e destruindo toda a roupa.

Sim, tínhamos verdadeiros amigos, convivíamos e saíamos com eles à rua para brincar de cara ou coroa, roda-pião, pega-ladrão ou jogar muitas partidas de bolinhas de gude, entre outras coisas – tecnologia de ponta, enfim. Nós nos encontrávamos de bicicleta ou andávamos até as casas uns dos outros, chamando à porta.

Tudo isso sem pedir autorização a nossos pais, imaginem! Sozinhos, lá fora, no mundo cruel! Sem nenhum responsável! Como conseguíamos? Fazíamos brincadeiras com paus, garrafas e bolas de futebol improvisadas e engolíamos sementes que, apesar dos "presságios" dos adultos, nunca cresceram em nossa barriga nem nos obrigaram a fazer cirurgia para retirá-las. Bebíamos água diretamente das torneiras das fontes dos parques, água que não era engarrafada, que os cachorros tomavam!

Éramos responsáveis por nossas ações e arcávamos com as conseqüências. Não havia ninguém para resolver isso. A idéia de um pai que nos protegesse se fizéssemos alguma coisa errada era inadmissível. Se acaso levássemos um bofetão, uma chinelada ou uma vassourada, não nos queixávamos a ninguém. Não havia leis de amparo ao menor nem outras coisas para nos proteger.

Conhecíamos liberdade, fracasso, sucesso e responsabilidade e aprendemos a crescer com tudo isso. Você também aprendeu assim? Parabéns! Passe esta carta a outros que tiveram a sorte de crescer como crianças antes que todos esses pirralhos de agora (que se acham importantes e não têm respeito nem educação) destruam o mundo onde vivemos. Respeito – é o que todos aprendemos e o que hoje não se recomenda às novas gerações. Essa hiperproteção que os pais aplicam em seus filhos faz com que os pirralhos se julguem invulneráveis, os reis, e percam por completo o respeito e a civilidade. Por favor, eduque seus filhos com os valores mínimos que você exige de seu melhor amigo e faremos, assim, um mundo mais tranqüilo para eles.

A criança se adapta ao colégio – de 3 a 4 anos

Cuide de suas rotinas e respeite as rotinas da escola. Seu filho sabe que você o leva à escola com a intenção de deixá-lo ali, mas não sabe realmente quando vai buscá-lo: ele ainda não tem idéia do tempo cronológico. Tente compensar essa "falta de relógio" com algumas regras diárias que lhe dêem uma sensação de rotina. Ajude os professores a estabelecer esses ritmos cronológicos. Se a última atividade escolar for o canto, por exemplo, diga ao menino que você vai buscá-lo "quando as canções terminarem".

Se for possível, a mesma pessoa deve levar e buscar a criança durante o período de adaptação à escola. Isso facilitará o processo e ajudará você a manter-se informado, todos os dias, sobre a conduta da criança durante sua permanência na escola.

Quando for necessário permanecer na classe por algum tempo, espere que o professor lhe indique onde ficar e o que fazer. Desse modo, você evitará interferir na tarefa e na adaptação das demais crianças. Mas, além disso, ajudará seu filho a adquirir confiança no professor. O ideal seria estar fisicamente presente sem, contudo, participar (aproveite esse tempo para ler um livro ou atualizar sua agenda). Isso dará segurança a seu filho: "Mamãe (ou papai) ficou *na dela*, sabe que estamos seguros, por isso não olha para mim a toda hora".

Após o primeiro estágio de adaptação, é melhor ficar afastado, em local conhecido da criança, até que ela consiga despedir-se de você sem chorar ou prefira brincar com os colegas em vez de dizer que quer voltar para casa. Lembre-se: é necessário que você fique ausente para que seu filho comece a descobrir os outros. O vínculo com os pais é muito forte e impede, no início, que ele explore novas relações. A criança precisa primeiro perceber que você não está presente para poder, depois, dar atenção às outras crianças e ao professor.

Estabeleça vínculos entre a escola e sua casa. Participe, com seu filho, de atividades lúdicas que ele pratica também na escola (sugira, por exemplo, que termine um desenho iniciado durante a aula) ou convite alguns colegas de classe para brincar em sua casa. Com isso, ele vai estabelecer vínculos entre esses dois aspectos de sua vida e não terá a sensação de que se trata de atividades estanques.

Leve em consideração o fato de que, para uma criança pequena, as situações novas são traumáticas: evite fazer simultaneamente outras mudanças. Se a criança, por exemplo, acabou de mudar de escola, é conveniente que isso não coincida com a troca do berço para a cama, com a despedida da mamadeira nem com o momento de abandonar as fraldas. Assim que superar uma fase de adaptação, a criança ficará mais segura e poderá enfrentar outras mudanças.

Ajude seu filho a adotar uma linguagem positiva que lhe dê força para enfrentar as situações de mudança. Nesses períodos, prevalecem as frases negativas da criança sobre si mesma: "Não sei fazer nada direito", "Tudo dá errado" ou "Ninguém gosta de mim", entre outras. Todas essas frases são muito prejudiciais à auto-estima da criança, que acabará por acreditar nelas. Ajude seu filho a corrigi-las.

- "Não sei fazer nada direito." Explique a seu filho que todas as pessoas têm talentos próprios e existem determinadas atividades que ele pode exercer com perfeição porque possui habilidades essenciais para isso. Essa frase poderia ser substituída por outras, mais precisas, que se referissem de forma específica à tarefa que ele não teve habilidade suficiente para realizar no momento.

• "Tudo dá errado." Se pensar apenas no dia de hoje, seu filho com certeza será capaz de lembrar, no mínimo, três coisas que conseguiu fazer corretamente. As frases que contêm declarações generalizantes deveriam ser substituídas por outras, mais concretas, que somente se referissem ao que de fato deu errado.

• "Ninguém gosta de mim." Quando seu filho disser essa frase, não a deixe passar despercebida, pois se trata de um reflexo de seus sentimentos. Faça-o lembrar todos os momentos em que recebeu amor e demonstre-lhe que essa sensação resulta apenas de uma carência passageira.

A construção da personalidade

G. Kelly elaborou, no final do século XX, uma interessante teoria que tenta explicar como as crianças constroem sua personalidade. Segundo esse pesquisador norte-americano, para encontrar uma forma de ser própria, elas agem como os cientistas. Por isso, elaboram hipóteses com base no que sabem, tentam fazer previsões quantitativas para pôr à prova essas hipóteses e as corrigem quando não correspondem aos resultados. Todo esse processo é posto à prova nos vários ambientes que seu filho freqüenta. Ele até pode chegar à conclusão de que uma hipótese dá resultado em determinados lugares, mas não em outros. Um exemplo: seu filho pode elaborar a hipótese de que, quando faz birra, consegue ganhar chocolate. Se a hipótese estiver correta, o resultado das experiências será comer chocolate fora de hora. Seu filho faz essas experiências e, possivelmente, constata que elas dão fundamento à hipótese em certos momentos (Com os avós? Com a babá? Com você?). Percebe, por outro lado, que a hipótese não se confirma em outros momentos. Começa então a elaborar sua teoria: "Observação número 1: convém ser teimoso quando a vovó estiver presente."

Por isso, segundo Kelly, na questão da personalidade as crianças agem como cientistas ambulantes. Para esse pesquisador, nossos filhos têm teorias a respeito de si mesmos, de nós, das outras pessoas e dos acontecimentos. Não se limitam apenas a reagir ao que nos ocorre como também tomam parte ativa no processo fazendo suas previsões sobre o que pode acontecer caso se comportem de uma ou de outra maneira.

O aspecto mais fascinante dessa teoria é a constatação de que, se Kelly estiver certo, as crianças contam com infinitas possibilidades: sempre terão construções alternativas de personalidade ao lidar com o mundo, isto é, sempre poderão ver a si mesmas, aos outros ou ao mundo de outra maneira e comprovar de que forma a vida muda em razão da construção escolhida.

Seu filho, por exemplo, pode ter sobre si mesmo a teoria de que seus amigos não brincam com ele porque "tem manias". Mas, como qualquer cientista, pode esboçar outra hipótese (a de que se comporta com prepotência com seus amigos) e fazer alguns testes para comprovar qual delas está correta. Seu filho, então, vai ao colégio, faz uma experiência (que consiste em adotar um comportamento mais humilde) e espera pelos resultados. Se estes forem satisfatórios, a segunda hipótese será a verdadeira.

As teorias de seu filho sobre o mundo são importantes porque, segundo Kelly, as diferenças entre as pessoas têm relação com a forma pela qual elas constroem o mundo que as cerca. Tudo o que uma pessoa pensa, sente, diz ou faz está determinado por seu modo de antecipar o que pode acontecer no futuro. Se achar que os amigos o deixarão de lado, seu filho certamente vai adotar um comportamento arrogante. Mas, se acreditar que o aceitarão no grupo, agirá de modo mais amigável.

Uma última idéia sobre a teoria de Kelly: seu filho constrói o mundo baseado em dicotomias. Ele classifica seu ambiente como bom ou mau, bonito ou feio, divertido ou chato. As diferenças serão feitas em razão de qual dessas contraposições ele vai aplicar primeiro ao mundo. Um exemplo: há crianças cuja primeira distinção é entre chato e divertido. Há outras, porém, que, ao julgar alguma coisa, sempre querem saber se é boa ou má. O resultado será completamente diferente e dará uma visão distinta do mundo.

Em todo caso, quando ajudar seu pequeno cientista a entender o mundo, lembre-se de que é importante que suas classificações sejam relativas. Conforme a teoria de G. Kelly, a tristeza e o isolamento surgem da excessiva rigidez, do sentimento de que tudo está nos extremos. Se seu filho, por exemplo, achar que os amigos são muito bons ou muito maus, acabará cedo ou tarde por tornar-se uma pessoa solitária porque não há ninguém que seja sempre bom. Seu trabalho como educador é ajudá-lo a fugir do radicalismo e ensinar a ele que na vida tudo é relativo.

E, desde sempre, você deve acompanhá-lo em seu caminho.

A criança não sente segurança no relacionamento com os outros – de 4 a 6 anos

A falta de segurança é um problema de auto-estima. A auto-estima é o grau em que seu filho se sente valorizado e querido. Lembre-se do que foi dito no capítulo 1: quando nos sentimos valorizados, estamos ligados a nosso lado formiga e quando nos sentimos queridos estamos ligados a nosso lado cigarra.

A *auto-estima-formiga* se baseia na comparação com os outros ou com aquilo que seu filho acredita que pode tornar-se. Para conseguir esse tipo de auto-estima, é preciso estabelecer objetivos: a criança não se sentirá valorizada até cumpri-los. Seu filho tem auto-estima do tipo formiga quando se avalia positivamente e está satisfeito com suas habilidades e ações. Essas crianças têm confiança em si mesmas, conhecem seus pontos fortes e vangloriam-se deles. Além disso, sabem identificar seus pontos fracos e tentam melhorá-los. Quando criticam a si mesmas, fazem isso com leveza. As crianças cuja auto-estima-formiga está baixa, pelo contrário, enxergam uma grande diferença entre o que acham ser e o que gostariam de ser. Quanto mais aspectos da vida de seu filho estiverem afetados por essa baixa auto-estima, pior será a avaliação global que ele fará de si próprio.

A *auto-estima-cigarra*, porém, não necessita cumprir objetivos: precisa de carinho. Se seu filho tiver esse tipo de auto-estima, vai gostar de si mesmo pelo que é: terá consciência de suas virtudes e não precisará superar-se todos os dias. Para ter auto-estima-cigarra, ou seja, para se sentir querido, não é preciso fazer comparações. A auto-estima-cigarra é normalmente reforçada pelas demonstrações de carinho incondicional: aconteça o que acontecer, a criança sabe que será amada. Mas, se entrar em contato com outras crianças que perseguem os mesmos objetivos, as comparações serão inevitáveis e vai surgir, portanto, a necessidade da auto-estima-formiga.

Lembre-se: nós precisamos dos dois tipos de auto-estima. A auto-estima-formiga nos ajuda a alcançar nossas metas, mas se toda a nossa vida se basear nela ficaremos em permanente estado de luta. A auto-estima-cigarra é mais relaxante, mas não nos ajuda muito a alcançar nossos objetivos.

Para ajudar seu filho a ter mais auto-estima-formiga, lembre-se de que foi ele que escolheu seus objetivos e não será fácil fazê-lo mudar de idéia. Um exemplo: se a criança obtiver excelentes resultados escolares, mas isso não for tão importante para ela, suas notas não terão muito valor. Se, pelo contrário, ela realmente considerar importante sua aceitação em determinado grupo que sistematicamente a exclui, sua auto-estima ficará muito afetada por não pertencer a esse grupo. Assim, preste muita atenção no que seu filho lhe conta. Muitas vezes ele vai falar de seus relacionamentos escolares, e isso permitirá saber se tem amigos, se é difícil para ele conviver com colegas novos e o que considera fracasso e sucesso, entre outras coisas.

Aproveite as perguntas de seu filho para verificar o estado da auto-estima dele. Se, por exemplo, ele lhe perguntar se está bonito, aproveite essa oportunidade e responda: "Acho que está muito bonito. Mas alguém lhe disse alguma coisa ou você está com algum problema?". Talvez seu filho diga que não, que só queria ouvir sua opinião. Mas, talvez comente que no colégio, alguns colegas mexem com ele e o ofendem dizendo-lhe que é muito feio. Esse será um bom momento para interromper o que estiver fazendo, pegar seu filho no colo, prestar-lhe a devida atenção e ajudá-lo a resolver o que, no fundo, tanto o preocupa. Você tem duas opções: evitar que voltem a ofendê-lo (isso é quase impossível) ou pôr em prática um plano para que ele ignore as ofensas porque não vale a pena dar ouvidos a elas. Explique a seu filho que talvez o plano não funcione, mas garanta que os dois, juntos, vão procurar e achar uma boa solução para o caso. No dia seguinte, pergunte sobre o resultado do plano. Se der certo, elogie seu filho e faça-o lembrar que você gosta de saber de seus problemas para que possa ajudá-lo a resolvê-los. Se o plano não der certo, admita que talvez não fosse tão bom e trate de pensar em outra solução. Demonstre empatia por seu filho e conte-lhe que, quando você tinha a mesma idade, certamente passou por coisa parecida. Uma boa tática, no caso de elaborar outro plano, seria ensaiar a situação. A criança deve fazer sempre o próprio papel e você fará o *inimigo*. Um ensaio repetido deixará muito claro o que seu filho deve fazer.

É preciso evitar o uso de frases negativas e repetitivas quando nos referimos à criança. Os pais devem apagar de seu repertório frases do tipo: "Como você é mau", "Esse menino é um desastre", "Você não tem vergonha", "Precisa ver como ele é porquinho", "Ele não tem futuro mesmo" ou "Quando crescer, não vai servir nem para recolher o lixo". Ninguém consegue nada com essas críticas. Pelo contrário, de tanto ouvi-las, a criança vai moldar-se a elas, incorporando-as como se fossem verdadeiras. Lembra-se das profecias *autocumpridas*? É preciso, portanto, ter muito cuidado quando os adultos falam na presença das crianças. Se tentamos evitar que nosso filho se preocupe demais com a aparência física porque é baixinho, poremos tudo a perder se ele nos ouvir elogiar o filho da vizinha por ser muito alto. E, o que é pior, a partir desse momento a criança não acreditará mais nas palavras dos pais.

Ajude seu filho a encontrar alternativas de comportamento nos aspectos mais problemáticos. Ensine-o, por exemplo, a solucionar suas questões e estabelecer metas realistas que ele consiga alcançar. Mostre-lhe que pode melhorar suas habilidades de relacionamento e comunicação. Talvez seja preciso ensiná-lo a ser mais objetivo e menos categórico em suas afirmações, além de se orgulhar de seus êxitos e minimizar os próprios fracassos. Assim como ajudamos nossos filhos a dar os primeiros passos ou a amarrar o cadarço dos sapatos, deveríamos ensiná-los a falar de si mesmos de maneira mais positiva. E é preciso ter muito cuidado, quando falamos de nós, para não repetir esses erros. Não esqueçamos que as crianças imitam o que vêem e ouvem dos adultos.

O rapaz da cozinha

"O rapaz da cozinha" foi um dos 1,2 milhão de *hikikomoris* existentes no ano de 2004 no Japão. O termo *hikikomori*, em japonês, significa "inibição, reclusão, isolamento". Essa é a palavra com a qual se designam, nesse país, os jovens que decidem fechar-se em um recinto qualquer e se recusam a sair. "O rapaz da cozinha" é um exemplo desse problema. Um jornalista do *New York Times* descreveu assim sua experiência com o jovem: "Eu o conheci somente como 'o rapaz da cozinha'. A mãe, Yoshiko, não me disse o nome dele, pois temia que os vizinhos descobrissem seu segredo. O jovem, de 17 anos, teve problemas na escola três anos antes e passou a isolar-se. Um dia entrou na cozinha, fechou a porta e se negou a sair de lá. Impediu a entrada de todos, e a família teve de construir outra cozinha. Segundo sua mãe, ele sai apenas para tomar banho. Mas somente toma banho de seis em seis meses".

Esse rapaz é mais um exemplo de uma atitude que faz furor entre os jovens japoneses. Muitos adolescentes, contagiados por uma espécie de febre melodramática, decidem fechar-se em algum lugar da casa sempre que são reprovados na escola ou têm um desengano amoroso. Até aqui isso é normal, pois se parece com o que todos nós já fizemos. Mas é estranho que essa conduta persista durante dias, meses ou anos.

As famílias, conformadas como só as famílias japonesas sabem ser, empenham-se em fornecer comida e garantir que o jovem disponha de todo o necessário para uma boa vida moderna: videogame, aparelho de som, televisão, jogos de computador e internet, entre outros equipamentos. O resultado final, na maioria das vezes, é que o jovem acaba por ficar entediado e sai da prisão voluntária – depois de perder alguns anos de sua vida fazendo-se de ermitão cibernético.

As causas desse modismo constituem uma mescla de fatores pessoais e culturais. Por um lado, o fenômeno *hikikomori* ocorre sempre com jovens que não aprenderam a relacionar-se. Suas mães ou seus pais os superprotegeram na infância e alimentaram sua falta de tolerância à frustração nas relações com as outras crianças.

Por outro lado, os pesquisadores falam do modelo de herói prestigiado pela cultura japonesa. Desde a época dos samurais, esses mitos são representados por homens solitários e incompreendidos, isolados do mundo. Esse imaginário estimula também tendências suicidas: em 2004, o mesmo ano em que se realizou essa entrevista, um grupo de jovens combinou – e levou a cabo – um plano de suicídio coletivo.

8

MEU FILHO BUSCA AFIRMAR A PERSONALIDADE

Como educá-lo apesar das diferenças

O homem-elefante

Joseph Carey Merrick nasceu em 5 de agosto de 1860, em Leicester, na Inglaterra. Durante os primeiros tempos de vida, não teve nenhum problema físico, mas, a partir dos 5 anos começou a desenvolver inchaços estranhos e tumores. Ainda assim, freqüentou a escola até os 12 anos de idade, época em que morreu sua mãe. Esse foi o fim da infância feliz de Merrick.

Pouco tempo depois, seu pai casou-se novamente. A nova mãe e os filhos dela não aceitaram o menino, que acabou fugindo de casa. Somente voltou atrás ao ser encontrado pelo pai, que o convenceu de que jamais o abandonaria.

Nessa época Merrick, que logo seria chamado de o homem-elefante, tentou conseguir trabalho como anunciante de mercadorias, mas as pessoas não o ouviam: somente o rodeavam para olhá-lo e rir dele. Os médicos da enfermaria de Leicester tentaram ajudá-lo, embora as operações e os tratamentos resultassem apenas em martírio. Ele permaneceu ali cerca de três anos – e foi também ali que lhe ocorreu a idéia de cobrar para se exibir.

Merrick escreveu a um diretor de circo, e este, ao vê-lo, compreendeu o grande negócio que poderia fazer ao exibir o jovem e o contratou.

O importante é o interior

Dois anos mais tarde, o homem-elefante viajou para a Bélgica, mas sua exibição foi proibida pelas autoridades. Não tendo mais nenhum valor para o circo, foi enviado de volta à Inglaterra. Pouco se sabe dessa fase de sua vida: desapareceu em uma profunda depressão. Algum tempo depois, Merrick reapareceu na estação de Liverpool. Os policiais não entendiam suas palavras e estiveram a ponto de interná-lo como louco. Nesse ponto, nosso protagonista mostrou o cartão de um médico que seria decisivo em sua vida: o doutor Treves. Quando esse médico o viu, seu aspecto era lamentável e seu estado emocional se aproximava da autêntica loucura. Mas Merrick começou a chorar, e isso comoveu o doutor Treves.

Logo, mais calmo e acomodado no último andar do Hospital de Londres, começou a falar com seu protetor, que ficou impressionado com a personalidade afável e inteligente daquele ser de físico deformado pela natureza. O médico publicou um artigo no jornal *The Times* pedindo ajuda e doações para Merrick. O auxílio veio de todos os lados, e muito depressa nasceu uma profunda amizade entre o homem-elefante e o doutor Treves.

Merrick desejava viver em um abrigo para cegos onde ninguém pudesse ver suas deformidades, mas o doutor Treves sabia que dentro daquele corpo doente havia um ser amável e interessante que poderia obter grande êxito social. Em dezembro de 1886, nosso protagonista pôde dispor da própria casa, nas proximidades do hospital. Ali, finalmente, sua mente descansou, e Merrick dedicou-se à leitura e à tarefa de responder à incrível quantidade de cartas que recebia. À noite, quando ninguém podia vê-lo, saía de casa e passeava, solitário, pelos jardins.

Algo mais que paz interior

Mesmo diante de tudo isso, o doutor Treves não estava satisfeito: sabia que seu amigo tinha necessidade de falar com outras pessoas, especialmente com mulheres, que o ajudassem a esquecer os médicos e os cientistas. Merrick adorava o sexo oposto, mas até então a única mulher que não demonstrara repugnância dele fora a mãe. Sua necessidade de amor era mais evidente a cada dia: nosso protagonista devorava contos românticos, um atrás do outro. O doutor Treves preparou então seu encontro com uma formosa viúva que, ao vê-lo, deu-lhe a mão e passou com ele a tarde toda. Quando se foi, Merrick começou a chorar de emoção: pela primeira vez uma mulher o tocara.

A história espalhou-se rapidamente, e o homem-elefante começou a receber visitas de muitas mulheres que desejavam conhecer aquele ser humano tão sensível. Não faltou nem mesmo a fina flor da nobreza: a mais famosa de todas foi a princesa de Gales, que também lhe deu a mão e conversou com ele por bastante tempo. Essa visita se repetiu em muitas outras ocasiões.

Nesse verão, Merrick foi morar na casa do guarda-florestal local, um homem que não se assustava com a aparência de seu convidado. Durante um mês e meio, sentiu-se o ser humano mais feliz do mundo: passeava e observava as plantas e os animais da mata. A vida parecia sorrir para ele: sentia-se valorizado e querido. Aconteceu então o inesperado: certa manhã, foi encontrado morto em sua cama.

Em busca da própria identidade Situações cotidianas evolutivas

A dignidade com que Joseph Merrick viveu nos lembra que a identidade é, afinal, um processo subjetivo. Depende do que somos, mas também depende do que acreditamos ser. Para conseguir a felicidade, é preciso levar em consideração a maneira pela qual os outros nos enxergam, mas também é muito importante a forma como nós acreditamos que nos enxergam.

Merrick conseguiu combinar as duas qualidades necessárias para ser ele mesmo. Por um lado, sentia-se diferente: sabia ser uma pessoa fisicamente muito especial. Por outro lado, sentia-se parte da sociedade e não queria ficar afastado dela. Esse é o equilíbrio que pretendemos ajudar nossos filhos a alcançar: eles devem sentir-se distintos dos outros, mas devem também considerar-se parte da sociedade. Se a balança se desequilibrar, nossos filhos não serão felizes.

A tarefa de ajudar seu filho a formar a própria identidade requer paciência. Você terá de introduzir conceitos relacionados à fase evolutiva na qual a criança se encontra. O objetivo do processo, lembre-se, é conseguir que seu filho seja ele mesmo e, ao mesmo tempo, viva integrado em seu mundo.

Personalidade e representação

Durante os primeiros anos de vida, você muitas vezes surpreenderá seu filho brincando de professor, pai ou mãe, herói e assim por diante. Ele está aprendendo a representar papéis. Deixe-o brincar e ajude-o no processo de procurar o papel que melhor se encaixa em sua personalidade, porque é o que ele fará pelo resto da vida.

O ser humano representa continuamente um papel diante dos outros. Tentamos manter uma imagem apropriada à situação que vivemos para conseguir a aprovação das pessoas. Com o fim de determinar a melhor forma de aproximação, comparamos apresentações alternativas, ou seja, papéis distintos, e escolhemos o que melhor se adapta àquilo que queremos que os outros pensem de nós. Somos diferentes com nossos amigos, no trabalho ou com nosso cônjuge porque pretendemos apresentar imagens distintas. O problema surge quando o papel que representamos nos leva a atitudes, formas de comunicação e gestos que indicam um tipo de vida que não corresponde a nossa verdade interior. Alguém que adotou, por exemplo, o papel de uma pessoa boa e condescendente, mas ao mesmo tempo acumula muita raiva interior, pode realmente se sentir mal nessa situação.

A escolha do papel apropriado requer muito tempo. Mas, nos primeiros seis anos de vida, seu filho vai experimentar praticamente todos os papéis que puder interpretar. Deixe-o brincar: esse é o momento.

O bebê tem alguma deficiência – de 0 a 1 ano e meio

Dê algum tempo a si mesmo para adaptar à realidade a imagem que você tinha da criança. Antes de seu filho nascer, você já fazia uma imagem dele. Isso é normal: o nascimento de um filho requer profundas mudanças psicológicas que já se produzem durante a gravidez. Antes da concepção, inclusive, nós pais temos uma imagem de como gostaríamos que a criança fosse – e sempre imaginamos um bebê parecido conosco porque queremos que esse filho dê continuidade ao nosso projeto de vida. Mas essa imagem utópica deve mudar: a criança é real, e não uma fantasia de nossa imaginação. Ajuste sua imagem à realidade porque essa adaptação representa o processo necessário ao crescimento do recém-nascido como pessoa.

É normal que, diante da notícia de que o bebê é portador de alguma deficiência, você fique muito abalado. Isso não se deve apenas ao que fisicamente revela o diagnóstico: a notícia também lhe causará uma série de sentimentos muito intensos a respeito do bebê e de si mesmo. Haverá o rompimento com a fantasia, com o vínculo previamente estabelecido, e tudo pressupõe o início de um intenso processo de compaixão pela perda do filho desejado. A elaboração desse sentimento será complexa: você deverá desvincular-se do filho ideal que sonhou e aproximar-se de seu filho real, deficiente. Trata-se de um processo longo, mas necessário à reconstrução de um lugar novo para o filho que nasceu para que, assim, você *deseje* ser pai ou mãe da criança. Esse processo conduz à aceitação progressiva da realidade.

Um bebê deficiente necessita da mesma atenção que qualquer outro bebê: que brinquem e conversem com ele e o amem. Muitas vezes, o conceito de deficiência prevalece sobre a identidade do recém-nascido, impedindo que os pais vejam o verdadeiro filho. A missão de proporcionar o que a criança precisa pode ser difícil, porque você desejava um filho diferente e não sabe ou não consegue aproximar-se dele. Há uma distância considerável entre o filho que imaginou e aquele que nasceu. Não se sinta culpado por esse sentimento: a chegada de uma criança especial cria muitas angústias e gera reações psicológicas complexas, que variam conforme o tipo de deficiência e os fatores que a causaram e também conforme a personalidade dos pais.

Você vai passar por uma série de fases. Primeiro, virá o estado de *choque* e a angústia inicial porque você não esperava por isso ou, mesmo que já soubesse, agora depara com a realidade. Em seguida, a negação, a frustração ou a tristeza. Mais tarde, será a vez do equilíbrio e da sensação de confiança na própria capacidade de cuidar da criança. Depois, a recuperação e o ajuste à situação. Finalmente, você conseguirá organizar sua vida em razão das necessidades da criança. É muito importante conter a angústia e as reações emocionais. A vulnerabilidade emocional nos primeiros momentos após o nascimento do bebê provoca grande insegurança em seu papel de pai ou mãe.

Reconstrua as *fantasias* sobre as alegrias que a criança dará a você. Seu filho crescerá com personalidade própria, com um ritmo de desenvolvimento determinado e com um futuro de possibilidades diversas. Como todas as crianças, terá suas particularidades, mas também será parecido com a família à qual pertence. Pensar nele assim ajudará você a encontrar elementos de identificação. É importante procurar ajuda imediata, isto é, profissionais que orientem você, seu filho e a família. Eles vão colaborar no processo de estruturação da personalidade da criança, fortalecendo seu desenvolvimento e facilitando os recursos necessários para a adaptação e o crescimento.

A identidade forma-se inicialmente através da imagem que os pais têm do filho dentro da estrutura familiar. É importante que a criança saiba com quem se parece e encontre a origem que a insere dentro de uma família e de sua árvore genealógica. As crianças especiais costumam encontrar dificuldade nesse processo, e você deve ajudar seu filho porque essa inserção será parte importante do desenvolvimento dele.

Uma vez descoberta a identidade da criança especial e aceitos tanto seus aspectos mais fracos quanto os mais desenvolvidos, ela terá melhores condições de se integrar à sociedade. Não existe mais na criança o desejo de ser como os outros nem de fazer comparações, fixando-se no que não pode realizar nem conseguir. Ela, pelo contrário, aceita a realidade, com suas limitações, mas também com plena consciência das próprias possibilidades.

Aprenda com a diferença

Nós reagimos de duas maneiras diante do incomum: podemos estigmatizá-lo ou cultivar a curiosidade e aprender com a análise da diferença. Um exemplo disso é a mudança que se produziu na forma de tratar a questão das crianças canhotas.

Desde a Antiguidade, o lado esquerdo tem sido associado ao estranho, ao sinistro, ao maldito. O lado direito, pelo contrário, sempre esteve ligado, em inúmeras culturas e épocas, ao fluxo normal da vida, à rotina, ao poder.

Apesar do grande número de canhotos famosos (Joana d'Arc, Picasso, Júlio César, Leonardo da Vinci, Ramsés II, Alexandre Magno, Paul McCartney, Michelangelo, Napoleão e Josefina, entre outros), o predomínio da tendência destra tornou-se tradição e fez da esquerda um tabu.

No cristianismo, por exemplo, os simbolismos estão baseados fortemente na mão direita (com ela se dá a bênção e se faz o sinal da cruz). Além disso, a *Bíblia* contém grande número de referências favoráveis sobre a direita e desfavoráveis sobre a esquerda: "Os da direita herdarão o reino de Deus, enquanto os da esquerda ficarão no fogo eterno". O diabo, por sua vez, tem sido retratado com freqüência como canhoto, e os anjos caídos estão à espreita sobre o ombro esquerdo dos mortais. Por isso, o sal derramado é lançado sobre o ombro esquerdo.

A cultura cristã não é a única a estigmatizar o lado esquerdo. Os beduínos colocam a mulher à esquerda da tenda para deixar a direita livre para o homem. Os nativos de Nova Guiné nunca tocam os copos com o dedo polegar esquerdo por causa da crença de que poderiam envenenar as bebidas neles contidas. No antigo Japão, se uma mulher fosse canhota, esse seria motivo suficiente para o divórcio. Na Índia, quando se procurava um criminoso, começava-se pelos canhotos. E as mulheres maoris dobram suas roupas matrimoniais com a mão direita, pois a esquerda poderia profaná-las. A conseqüência do uso da mão esquerda nessa tarefa é a morte.

Mas, ao mesmo tempo em que se produziam tais estigmas, muitos estudiosos se interessaram pelo fato de que aproximadamente 10% da população mundial tem a tendência de usar o lado esquerdo. Surgiram, a princípio, teorias rebuscadas para explicar o motivo da tendência predominante do uso do lado direito. O historiador inglês Thomas Carlyle, por exemplo, argumentava que na Antiguidade o escudo era sustentado pela mão esquerda para proteger o coração e, portanto, as armas tinham de ser usadas pela mão direita. Devido a esse costume, a direita transformou-se na mão dominante até nossos dias.

Aos poucos, essas teorias tomaram consistência científica. Quase todas têm sua argumentação baseada em questões neurológicas. Um exemplo: os destros processam a fala principalmente no hemisfério esquerdo, enquanto os canhotos apresentam mais variação e necessitam de maior comunicação entre os hemisférios. Segundo essa teoria, a especialização do cérebro se revela mais adaptativa que a dispersão, daí o predomínio dos destros. Em todo caso, as pesquisas deduzem que a tendência direita se manifesta antes da influência cultural: observações dos fetos no ventre materno, através do ultra-som, revelam que apenas um em cada dez deles chupa o dedo polegar da mão esquerda.

Muito do que sabemos sobre neurologia, lateralidade e psicomotricidade procede desse interesse pelo tema de canhotos e destros. E, quando analisamos as origens das diferenças humanas, aprendemos muito a respeito daquilo que nos torna iguais.

A criança se considera um "patinho feio" – de 1 ano e meio a 4 anos

Cuidado com os sonhos que você tem com relação a seu filho, porque talvez não se realizem. Nessa idade, a criança começa a estruturar seu ideal particular, e em grande parte será você que lhe transmitirá esse ideal. Se os modelos de seu filho tiverem níveis inatingíveis, ele poderá falhar ao tentar alcançá-los, e isso aumentará as chances de fracasso. Reflita sobre seus ideais e pondere até que ponto são realistas. Tente transmitir a seu filho um *eu ideal* que esteja um pouco além do atual – mas somente um pouco.

Ajude seu filho quando ele se julgar incapaz ou ridículo e quando sentir medo ou vergonha. Esses sentimentos, sobretudo com relação a outras crianças, podem levar seu filho ao isolamento. Demonstre empatia por ele e procure entender essas sensações, embora lhe pareçam inexplicáveis porque o vê como uma criança saudável e querida. Mas o mundo dele não se resume a você. Em outros ambientes, seu filho percebe características que não possui, e isso pode fazê-lo sentir-se inferior. Um exemplo: em certas situações (na creche, nas brincadeiras com os amigos ou no parque), talvez a agressividade seja valorizada: aquele que a exerce consegue vantagens sobre os demais. Se seu filho não for agressivo, isso pode ser muito bom em família, mas não é tão bom nos ambientes em que prevalece a lei do mais forte. Se ele não puder ser pacífico em casa e agressivo em determinados ambientes, haverá circunstâncias nas quais suas características de personalidade não lhe serão propícias. Nem você nem ele devem angustiar-se por isso: ensine-o a aceitar o fato. Explique a ele as diversas circunstâncias e ajude-o a entender a opção que deve fazer conforme a situação.

Somos todos iguais

Em 1979, o psicólogo norte-americano Thomas Bouchard descobriu os gêmeos Jim (Jim Lewis e Jim Springer). Seu estudo revelou coisas fascinantes: apesar de esses dois irmãos terem sido separados desde pequenos, sua vida foi bem semelhante. Ambos se casaram com mulheres chamadas Linda. Depois, divorciaram-se. Mais tarde, os dois Jim casaram-se com mulheres que se chamavam Bete. Cada um deles teve um filho chamado James Alan e um cachorro batizado de Toy. Ambos fumavam a mesma marca de cigarros e dirigiam carros do mesmo modelo. Além disso, os dois gêmeos trabalhavam como assistentes de xerife, roíam as unhas e tinham em seu jardim bancos redondos e brancos instalados em redor das árvores. Sofriam também de enxaqueca desde os 18 anos e de problemas cardíacos desde os 40. As semelhanças entre eles eram impressionantes e foram utilizadas como argumento por muitos pesquisadores partidários da teoria de que os genes governam nossa conduta. Eles deduziram que, se dois gêmeos idênticos criados separadamente agiam de modo tão similar, isso se devia ao fato de que a carga genética os levava a fazer as mesmas coisas. Os fanáticos do determinismo têm certeza: até o nome da pessoa pela qual nos apaixonamos está inscrito em nossos genes.

O argumento dos gêmeos de vida idêntica parecia irrefutável até que ocorreu a alguém a idéia de averiguar se as semelhanças encontradas entre eles eram mesmo estranhas, segundo as leis da probabilidade. Alguns pesquisadores não estavam certos disso: possivelmente, os seres humanos se parecem mais do que imaginamos. Passaram então a procurar e estabelecer comparações vitais com pessoas que não compartilhavam os mesmos genes. Encontraram, por exemplo, duas mulheres chamadas Patricia Ann Campbell que nasceram no dia 13 de março de 1941, em regiões diferentes dos Estados Unidos, sem nenhuma ligação familiar. Apesar de não haver nenhuma relação entre elas, essas duas Patricias eram filhas de dois homens chamados Robert, ambas trabalhavam como contadoras, estudaram cosmética na mesma época, eram apaixonadas por pintura a óleo e se casaram com militares com onze dias de diferença entre uma cerimônia e outra. Depois de todas essas coincidências, o argumento das semelhanças existentes entre gêmeos como prova da influência dos genes caiu por terra.

Nossos filhos não são tão diferentes das outras crianças. É fácil comprovar isso: se você escolher cinqüenta traços que considera muito característicos de seu filho (data de nascimento, nome do bichinho de estimação, filme preferido, maneira de dormir e cor predileta, entre outros) e os comparar com os de qualquer de seus amigos, comprovará que ao menos vinte deles são idênticos. Se o acaso ajudar, talvez você encontre até quarenta fatores coincidentes.

Ser diferente

Os pesquisadores Robert Kelck e Angelo Strenta realizaram, em 1980, uma curiosa experiência sobre a questão da auto-imagem: uma mulher participaria de um teste no qual teria de conversar com alguém. Seu rosto, entretanto, estaria maquiado com uma cicatriz enorme que atravessaria a face direita dos lábios até a orelha.

Essa experiência tentava, supostamente, verificar as reações do interlocutor diante da cicatriz, mas na prática não foi o que ocorreu: antes da entrevista, os pesquisadores planejaram uma interessante tática para eliminar a cicatriz sem que a mulher percebesse isso. Mesmo assim, quando depois lhe perguntaram, ela disse ter notado certa tensão, distância e desconforto no interlocutor. Havia, inclusive, observado expressões de pena e condescendência no rosto dele, o que, com certeza, era absolutamente impossível.

As crianças têm reações idênticas. Isso nos mostra que, se nossos filhos se sentirem diferentes poderão interpretar erroneamente atitudes, expressões e comentários nos quais, de outra maneira, nem sequer repararíam. O que nos torna diferentes é o fato de nos sentirmos diferentes, e não de sermos realmente diferentes.

A criança não encontra "seu lugar" – de 4 a 6 anos

Saiba: o que está acontecendo é um processo, e não uma condição definitiva. A busca da identidade desenvolve-se de forma gradual, à base de treinamento e erro. Seu filho está na idade que o psicólogo francês Henry Wallon denomina de *fase do personalismo*: a mais significativa da construção de sua personalidade. Permita, portanto, que ele leve o tempo necessário para explorar identidades distintas até escolher a mais adequada.

Deixe que seu filho se oponha a você, embora ache que ele faz isso sem lógica. A criança se diferencia dos outros mediante a oposição a grande parte das propostas que lhe fazem. Você é o maior exemplo de seu filho, portanto deve tornar-se agora o objeto da maior parte das *negações* dele.

Cuide da vida emocional de seu filho. Não importa o número de acertos e erros que ele cometa na busca de sua identidade: o processo será saudável enquanto a criança estiver emocionalmente bem. Leve em consideração o fato de que, nessa idade, a vida emocional da criança sofre transformações profundas: o comportamento se normaliza, as mudanças de humor são menos bruscas e ela se torna menos explosiva. O que seus sentimentos perdem em agressividade ganham em variedade e riqueza. Lembre-se, sobretudo, de que seu filho está em pleno processo de socialização dos sentimentos: aprende a se aborrecer "como todos se aborrecem", a ficar triste "quando a gente está triste" e a se alegrar "quando os outros se alegram". Ajude-o: não esqueça o papel que você desempenha – o de *anfitrião de seu filho na vida*.

Ensine seu filho a conhecer os próprios talentos. Ele tem qualidades que o fazem único e pontos fortes que o tornam, em certos momentos, uma criança divertida, carinhosa, amável ou criativa. Nessa idade, contudo, existe grande tendência de ver o lado negativo, pois a criança começa a conhecer as frustrações, e é mais fácil ver as carências que as virtudes. Ajude seu filho a encontrar os próprios pontos fortes, mas deixe que ele os descubra. Recorra ao estilo de *perguntas socráticas* ("Por que acha que seu amigo quer brincar com você?" ou "De quem você mais sente saudade?") para induzi-lo a responder às próprias perguntas sobre sua identidade. Procure, sobretudo, ser flexível em seus critérios: se você agir de forma radical, a criança acabará, por imitação, qualificando a si mesma com rigidez. Lembre-se de que ninguém é perfeito nessa idade e evite pensar apenas em termos estáticos: seu filho ainda não faz nada de maneira impecável, mas está aprendendo a ser ele mesmo.

Certifique-se de que, pelo menos nessa fase, seu filho se sente livre. Essa é a idade em que seu filho põe mais à prova a própria personalidade. Evite reprimi-lo, ele precisa escolher livremente os tipos de personalidade que se adaptam melhor a sua maneira de ser. Sugira novas possibilidades porque essa fase é para a criança, antes de tudo, uma tempestade de idéias: quanto mais maneiras de viver seu filho puder escolher, mais seguro estará de ter optado pelo estilo que valoriza plenamente seu potencial e com o qual melhor se identifica.

Ajude seu filho a não *nadar contra a corrente*. Para ser feliz, seu filho deverá encontrar uma forma de ser que se harmonize com sua personalidade. Converse com ele e oriente-o para evitar que imite modelos de comportamento que não lhe servem. Um exemplo: seu filho pode tentar algumas vezes se fazer de mau, quando na realidade é capaz de chorar se pisar em uma formiga sem querer. Há duas frases-chave que podem ajudá-lo a pensar: "Você não pode ser mais alto, mas pode ser mais forte" e "A personalidade perfeita para você é aquela que lhe dá a força necessária para mudar o que pode ser mudado, a paciência suficiente para tolerar o que não pode ser mudado e a inteligência indispensável para distinguir uma coisa da outra". Ensine seu filho a pensar com frases desse tipo.

As novas maneiras de viver

Quando as meninas de certa tribo isolada chegam a uma idade específica, devem casar-se. O marido é escolhido por seus pais, mas a verdade é que esse é um detalhe sem importância porque, uma vez celebrada a cerimônia, a esposa passa a viver em uma casa comum com seus irmãos e suas irmãs. E esse será seu lar durante toda a vida. À noite, a recém-casada recebe a visita dos homens que escolher. Quando tiver filhos dessas uniões, eles serão educados por todos os que habitam a morada familiar. O irmão mais velho é o encarregado da manutenção da ordem. Segundo contam as crônicas dos antropólogos, ele às vezes consegue seu intento.

A literatura, o cinema e a televisão continuamente nos transmitem uma idéia monolítica de lar. Os antigos protagonistas de nossa cultura viviam quase sempre em famílias formadas por uma mulher, seu marido e os filhos de ambos. Há muito tempo, contudo, as estatísticas nos mostram que esse estereótipo subsiste, no máximo, em 25% dos lares ocidentais. Os 75% restantes são formados por homens e mulheres que vivem sozinhos ou com um animal de estimação, casais homossexuais, irmãos que vivem juntos sem a companhia dos pais e algumas outras possibilidades. O protótipo do núcleo família nuclear não é mais majoritário em nossa sociedade.

O mesmo ocorre nas demais culturas existentes no planeta. Alguns nativos da África ocidental, por exemplo, fazem suas refeições com as irmãs, as mães, os sobrinhos e as sobrinhas, mas não com suas esposas nem com seus filhos. São, entretanto, as esposas que cozinham. Há, todas as tardes, um movimento incessante de crianças que transportam a comida preparada por suas mães para as casas das irmãs de seus pais. Existem, atualmente, numerosos exemplos de sociedades poligâmicas e de culturas nas quais a mãe solteira é tratada com grande honra: em certa tribo da Nigéria, a maior parte dos matrimônios resulta de esponsais infantis combinados quando as crianças têm 3 ou 4 anos. Passam-se até dez anos antes que a noiva vá viver com seu prometido, mas durante esse tempo não é improvável que fique grávida de outro homem e seja felicitada por isso pela sociedade – e pelo futuro marido.

Os antropólogos denominavam de *síndrome da Arca de Noé* essa sensação que tínhamos de que o mundo foi feito por e para casais compostos de um homem e uma mulher. Em outras épocas, a educação de nossos filhos se fundamentava nessa idéia monolítica. Mas parece que, aos poucos, nosso mundo supera essa limitação e nós nos abrimos a novos modelos familiares. Nossos filhos viverão em uma sociedade multicultural e terão em redor estilos diferentes de vida. Se os fizermos entender que a diversidade lhes dará maiores oportunidades de liberdade, vamos ajudá-los a entrar nesse novo mundo.

9

MEU FILHO VIVE UMA SITUAÇÃO DIFÍCIL
Como educá-lo para superar problemas

O computador para quem só gostava de ouvir

Um dos programas mais famosos de inteligência artificial foi o *Eliza*. Desenvolveu-se no Instituto de Tecnologia de Massachusetts (MIT) durante os anos 1960. O *Eliza* era, em resumo, um terapeuta rogeriano. Conforme os seguidores dessa escola, o terapeuta deve servir de espelho ao paciente para que este possa contar sua história. E era isso que o *Eliza* fazia: recolhia a palavra mais significativa de cada frase do interlocutor e lhe devolvia essa palavra em forma de pergunta. As conversas com o programa eram mais ou menos assim:

– Hoje fiquei aborrecida com minha mãe e por isso me atrasei.
– E por que se aborreceu com sua mãe?
– Porque ela nunca entende o que digo, só pensa em si mesma.
– Você, então, não se sente compreendida por sua mãe?

O *Eliza* deu resultados maravilhosos: as pessoas que interagiam com o computador sentiam-se ouvidas. Conta-se, por exemplo, a história de um famoso e introvertido cientista soviético que, em uma visita ao MIT, começou a contar seus problemas ao *Eliza* diante de todos os colegas de trabalho. Acabou por fazer um *desabafo emocional* com o computador e falou de assuntos íntimos que nunca contara a ninguém. O mesmo ocorreu com outras pessoas. Segundo J. Weizenbaum, seu criador, o programa funcionava muito bem com as crianças.

O *Eliza*, assim como outros programas de inteligência artificial, desenvolveu a função para a qual foi criado: ouvir. Assim, em vez de fazer perguntas metafísicas ("Precisamos de computadores porque já não ouvimos nossos filhos?"), proponho que sejamos mais pragmáticos e analisemos os motivos do sucesso desse programa.

Qual é o problema?

Às vezes, na hora de ajudar nossos filhos a enfrentar situações difíceis, não é nada simples identificar o verdadeiro problema. A criança, por exemplo, ao voltar do parque, nos diz que alguém bateu nela por causa de sua roupa. Tentamos averiguar o que aconteceu, mas não conseguimos: a criança parece ter entrado em uma guerra que não compreendemos. Isso é normal: as guerras só são entendidas no íntimo de cada um.

Para demonstrar que o conflito é um tipo de dinâmica que não precisa de razões para manter-se, o psicólogo social Muzafer Sherif provocou uma guerra entre crianças, em meados do século XX, sem necessidade de invocar motivos religiosos, políticos nem estratégicos. O pior é que tampouco foi muito difícil conseguir isso.

Sherif levou um grupo de crianças de 11 e 12 anos de idade para um acampamento de verão. Esses meninos não se conheciam, não apresentavam patologias nem problemas graves e não havia entre eles nenhuma diferença de nível sociocultural ou econômico. Passados alguns dias, Sherif decidiu criar o conflito: dividiu os jovens em dois grupos, os Águias e as Serpentes, sem utilizar outro critério além do acaso. Em seguida, os grupos começaram a estruturar-se. As crianças apressaram-se a encontrar um papel para cada participante: o líder, o engraçado e o fraco, entre outros. Uma vez organizados os dois grupos, Sherif tratou de fomentar a competição entre eles planejando tarefas nas quais somente um grupo pudesse obter êxito: uma partida de futebol, a velha brincadeira de pular corda, corridas e assim por diante. Utilizando-se simplesmente dessa técnica, Sherif conseguiu gerar uma guerra.

A hostilidade entre Águias e Serpentes foi aumentando, e logo tiveram início as brigas e os insultos. Por causa do enfrentamento dos dois grupos em brincadeiras e jogos competitivos, Sherif notou também outro fenômeno, clássico do racismo: os membros de um grupo não se referiam aos membros do outro como Águias nem Serpentes, e sim inventaram, em pouco tempo, apelidos pejorativos para os rivais.

Sherif, por fim, observou algo muito interessante que também ocorre nos conflitos da vida real: quando o psicólogo favorecia um dos grupos injustamente, os membros do outro não reagiam contra ele, e sim contra os adversários. É fácil ver que qualquer desses fenômenos teria deixado perplexo um observador externo que não soubesse que um conflito fora disfarçadamente planejado entre os dois grupos.

Se seu filho se referir a alguns colegas de escola com termos pejorativos ou lançar sobre os outros a culpa de seus erros, será conveniente verificar se existe algum tipo de guerra entre os alunos. Se isso se confirmar, o fato de ajudar a criança a desmascarar essa guerra e suas causas será uma forma de ensiná-la a superar os momentos difíceis. Na questão dos grupos, a capacidade de análise é fundamental.

Alguém indiferente a tudo o que é humano

O *Eliza*, programa psicoterapeuta já citado, tinha antes de tudo uma qualidade: a escuta ativa. Era capaz de perguntar, responder e falar de forma que a pessoa se sentisse compreendida. É exatamente isso que nossos filhos buscam em nós nos momentos difíceis: alguém que os ouça enquanto contam o que sentem e os ajude a elaborar a descrição lógica do fato.

A escuta ativa requer algumas qualidades. Para ser um bom ouvinte, por exemplo, o indivíduo precisa perguntar de forma aberta, sem dirigir as respostas do interlocutor, ajudá-lo a encontrar uma diretriz para sua narração, estar atento para sugerir a palavra mais significativa que reforce o sentido do que o outro conta. Tudo isso fazia do *Eliza* um programa fantástico, e por isso temos muito a aprender com ele.

Além disso, os programas de computador têm uma vantagem sobre nós: o enfoque. Quando uma criança fala de um problema que a preocupa, gostaria que o adulto não a interrompesse com assuntos *que se referem aos mais velhos* ("Já sabia que não podia deixá-lo com a vovó" ou "Seu pai nunca segurou você direito na rua"). Mas é muito difícil deixarmos de incluir nossos sentimentos na conversa quando alguém nos conta um fato qualquer. Os seres humanos (e mais ainda os pais) buscam dentro da narrativa da outra pessoa as questões que interessam a *eles*. O *Eliza*, contudo, era perfeito para isso: seus circuitos não tinham dias bons nem dias ruins, portanto nunca havia razão para interromper a pessoa e lhe falar das próprias emoções.

Entretanto, uma pessoa que nos fala na tentativa de chegar a um esclarecimento espera que a ouçamos incondicionalmente, sem julgá-la. Para nós, porém, é difícil fazer isso com relação a nossos filhos: seus pensamentos, seus sentimentos e suas condutas nos atingem. Quando eles nos dizem "eu odeio você porque não estava lá", não podem esperar que ouçamos isso de forma impassível. Mas para o *Eliza*, sim, se podia dizer qualquer coisa – era um programa de computador.

Para finalizar: outra das qualidades indispensáveis para ser um bom ouvinte é a tolerância à tensão interpessoal. Para ajudar nossos filhos a encarar um problema, devemos dar a eles a oportunidade de nos contar tudo o que quiserem sobre o fato, inclusive o que, para nós, é mais difícil: ouvir. A dor ou as emoções negativas que a criança sentiu (vontade de matar alguém ou de morrer) são exemplos de narrativas que nos causam preocupação. Os melhores ouvintes são aqueles que suportam essa tensão e continuam atentos. E quem será melhor para isso que um programa de computador indiferente a tudo o que é humano?

Para adoçar as recordações

Esta história foi contada pelo analista Boris Cyrulnik em seu livro *Os Patinhos Feios*:

O pequeno Bernard foi preso com 6 anos pela polícia do regime nazista e levado a um grande teatro onde se amontoavam milhares de pessoas. Ele sabia que essa detenção seria sua condenação à morte. Era o preso mais jovem do lugar. Talvez por isso foi o único que teve sangue-frio suficiente para observar as constantes entradas e saídas e elaborar um plano de fuga.

Bernard conseguiu sair correndo, mas um grupo de policiais dispostos a matá-lo o perseguiu. No momento dessa perseguição, uma enfermeira chamou o menino e o fez entrar em uma ambulância onde uma mulher agonizava. Bernard escondeu-se debaixo do colchão da moribunda e, durante um bom tempo, ali permaneceu imóvel. Quando a ambulância partiu, o menino suspirou, aliviado. Não sabia que se aproximava um momento crucial de sua vida: um médico militar se aproximou para examinar a mulher. Bernard recordaria sempre a forma como seu olhar e o do médico se cruzaram e como ele deu a ordem de partida, permitindo sua fuga.

Essa era a versão que o menino contava para convencer os outros e a si mesmo. Muitos anos depois, conseguiu encontrar a enfermeira que o salvara. Ela confirmou todos os fatos da história, exceto um: o médico nunca soube que Bernard estava escondido na ambulância. De fato, ele apenas abriu o veículo e autorizou a saída dizendo: "Que essa mulher morra! Aqui ou em outro lugar! O importante é que morra!".

As pessoas que passaram por situações difíceis durante a infância podem tornar-se adultos realizados. Para conseguir isso, precisam integrá-las em sua história pessoal sem convertê-las em fatos dramáticos. Nenhuma ferida é irreversível porque todos os seres humanos possuem mecanismos de defesa que lhes permitem enfrentar os reveses.

Um desses mecanismos de defesa é a reconstrução da recordação. Assim como nós, nossos filhos contarão a si mesmos seu passado da maneira mais otimista possível. Foi o que Bernard fez: para continuar confiando no ser humano, reconstruiu sua história de forma que houvesse pelo menos uma pessoa boa entre as más. A recordação era falsa, mas sua moral o incentivou a seguir em frente.

Os mecanismos da memória não são como uma fotografia da realidade. Servem, sobretudo, para nos dar ânimo de continuar, olhando o futuro com esperança. Para isso, se nos fazem falta, inventamos as recordações. Ninguém pode mudar o passado, mas todos nós podemos contá-lo de outra maneira.

Os seres humanos podem abraçar

Não se assuste: embora pareça que o *Eliza* fazia perfeitamente muitas das coisas que para nós não é tão fácil fazer, isso não significa que a inteligência artificial vai competir com você na hora de ajudar seu filho a superar problemas. O *Eliza* funcionava muito bem na escuta ativa, mas nunca conseguiu realmente consolar as crianças. Conforme nos conta Weizenbaum: "Havia um momento em que a criança olhava para o computador esperando um abraço e ficava decepcionada quando não o recebia da máquina". Nós temos uma série de capacidades que um programa de computador não possui: sabemos abraçar, olhar, beijar e rir, por exemplo.

Mas a moral dessa história não diz que no final ganharemos a competição. Nossa conclusão é uma só: a importância de saber ouvir nossos filhos quando eles passam por um momento difícil. Essa é uma das lições que aprenderemos neste capítulo.

Resiliência: uma palavra feia e um lindo conceito Situações cotidianas evolutivas

Vamos abordar agora algumas situações que nos permitirão praticar essa habilidade (a escuta ativa) e outras de igual importância. O objetivo principal é ajudar nossos filhos a desenvolver sua capacidade de resiliência.

Resiliência é a habilidade que a pessoa tem de se projetar no futuro apesar dos reveses (problemas, condições de vida difíceis, fatos traumáticos e assim por diante). Apesar de essa palavra não ter sonoridade muito agradável, o desenvolvimento da resiliência de nossos filhos poderá garantir sua saúde mental. As crianças resistentes (ou resilientes) podem encarar situações problemáticas e continuar vivendo normalmente, inclusive até melhor. A própria vida e a tentativa de solucionar seus problemas aprimoram nelas a capacidade de superar as dificuldades.

Esse é o objetivo do presente capítulo. Como sempre, a idéia é encarar cada situação como uma oportunidade que nos aproxima do objetivo. A estratégia e a intensidade de nossa tarefa educativa com relação à resiliência dependerão do nível de desenvolvimento em que a criança se encontra. Trata-se de um trabalho complexo que somente pode ser feito aos poucos, mas garanto a você que vale a pena. Vamos examinar algumas situações.

O bebê não aceita que eu volte a trabalhar – de 0 a 1 ano e meio

Reflita sobre isto: quem não aceita bem essa separação? Você ou ele? Se acha que seu bebê está sofrendo mais que qualquer outra criança porque você precisa voltar ao trabalho e conta a todos que "o coitadinho não agüenta isso", talvez seja você que não aceita bem o fato. A volta ao trabalho é uma situação difícil para os dois. Se você se sentir culpado e transmitir esse sentimento no olhar toda vez que sair para trabalhar, não conseguirá resolver o problema tão cedo, e a situação continuará difícil para todos.

Não esconda de seu filho a dificuldade de encarar a separação. Lembre-se de que a convivência familiar é feita de inúmeras situações em que se anulam as necessidades de um em favor do outro. Isso parece confuso, mas também é fascinante. Essa pode ser uma boa oportunidade de ensinar a seu filho a tolerância à frustração. Adultos e crianças muitas vezes desejam o oposto na vida doméstica, e seu filho deve entender isso desde o início da convivência de vocês. Prevalecerão, algumas vezes, as necessidades dele, e outras vezes as suas. Em todo caso, a situação não é grave: você deve fazê-lo entender isso através da comunicação não-verbal.

Comece por enfrentar *seu* problema e depois será mais fácil enfrentar o da criança. Se você sofre por ter de conciliar a vida profissional e a vida familiar, procure uma solução: não seja tão exigente consigo mesmo (os pais não podem fazer tudo com perfeição), estabeleça prioridades e reserve tempo para as coisas essenciais. Se você não ficar estressado, seu filho também não ficará. A situação será difícil, mas ele saberá superá-la – se você o ajudar.

Ajude o bebê a dominar a situação, que é difícil, mas não dramática. Faça a introdução progressiva da pessoa que vai cuidar da criança durante sua ausência e mostre total confiança nela. Não minta para seu filho ("Já volto, meu bem"). Uma mentira demonstraria que a situação é dramática e, por isso, você não é capaz de falar dela com tranqüilidade. Seja honesto com seu filho ("Vou sair para trabalhar e voltarei à noite") e procure fazer o possível para conservar inalterada a rotina dele (peça que se mantenham seus hábitos e horários).

Ao voltar do trabalho, nos primeiros dias, elogie seu filho por ter enfrentado bem essa difícil situação. Não cometa excessos (não traga um brinquedinho para ele todas as vezes que voltar do trabalho), mas tente incentivá-lo de forma positiva (reforce o bom comportamento). Não se deixe levar pela sensação de alívio ao ver que tudo está bem: seu filho enfrentou, talvez pela primeira vez, uma situação realmente difícil. Faça de tudo para que continue assim.

Histórias

Se você ajudar seu filho a encontrar uma forma de contar seus "momentos difíceis", vai ajudá-lo também a interiorizar esses momentos e a torná-los parte de sua vida. Lembre-se: o mundo mental de seu filho se organiza e se mantém por meio das histórias que conta aos outros – e a si mesmo.

As narrativas têm papel central na organização, na manutenção e na circulação do conhecimento sobre nós mesmos e nosso universo: para dar sentido ao mundo, as pessoas precisam ordenar os acontecimentos de sua vida em seqüências coerentes. Seu filho pode dizer: "Sou bobo, e por isso não sou capaz de aprender a ler". Se essa for sua história, é provável que se feche em si mesmo, e será muito difícil ajudá-lo a superar o problema. Mas você pode dizer a ele: "Está difícil aprender a ler, mas vai conseguir, ninguém é bom em tudo". Se fizer isso, a criança vai encaixar todas as suas experiências nessa narrativa e tentará superar o problema.

Lembre-se: na vida de seu filho há muitas coisas que ele não percebe porque não se encaixam em sua história pessoal. Por isso, é importante ajudá-lo a encontrar uma narrativa que o torne mais resistente diante dos problemas e lhe mostre que aquilo vai fortalecê-lo (suas capacidades e as possibilidades de mudança que sempre existem, por exemplo).

O escritor dinamarquês Hans Christian Andersen explicava assim esse fenômeno: "Nossa vida é um tema para contar a nós mesmos histórias sobre a vida e para saborear as histórias contadas pelos outros sobre a vida e para viver nossa vida de acordo com essas histórias e para criar histórias novas e mais complexas a respeito das histórias". Em outras palavras: a vida de seu filho depende das histórias que ele conta. Não se esqueça disso.

A linguagem das crianças

Para criar empatia com a criança (compreender seu ponto de vista e seus sentimentos nos momentos difíceis), é importante entender sua forma de expressão verbal. Para isso, é essencial levar em consideração a fase de desenvolvimento em que ela se encontra. Podemos distinguir as seguintes fases de evolução da linguagem infantil:

1. Nós levamos aproximadamente um ano para desenvolver as bases necessárias ao surgimento da linguagem oral. Nessa fase, seu filho utiliza os sons para conseguir uma resposta do ambiente, mas se trata mais de uma conduta imitativa dos adultos que de uma apresentação de palavras concretas.

2. Depois, aos poucos, o vocabulário aumenta. Além disso, quando você se dirige à criança, seu tom de voz muda: mostra irritação, alegria ou carinho, por exemplo. Ela vai imitá-lo e assim adquirir um valor representativo do que ouve.

3. Mais tarde, chega a fase da linguagem particular da criança, uma "gíria" difícil de entender. Ela incorpora, depois, palavras-frase a essa gíria, vocábulos que querem dizer muitas coisas ou expressam múltiplos desejos ou necessidades. Se nessa fase, por exemplo, a criança lhe contar que "está muito triste" dias depois de ter passado por um momento difícil, é preciso ter cuidado antes de entender a frase com sua conotação habitual. "Estou muito triste" pode significar "estou aborrecido" ou "quero ir a outro lugar onde haja mais brinquedos".

4. A partir dos 2 anos, o vocabulário de seu filho se amplia rapidamente e ele começa a compreender o significado de muitas palavras. Mas é preciso lembrar que ele ainda não tem uma idéia clara de sua identidade diante daqueles que o cercam (por isso, por exemplo, fala de si mesmo na terceira pessoa). Essa forma de falar pode confundir você. Afinal, nessa idade, "estou triste" pode significar "minha família está triste".

5. Por volta dos 3 anos, a criança não pára de falar e apresenta em sua linguagem uma fase egocêntrica: tudo pertence a ela, tudo tem a ver com ela. Sua maior motivação é a prática das habilidades recém-adquiridas: adora perguntar, interrompe nossas palavras e não nos ouve porque está pensando no que vai dizer em seguida. Nessa época, a expressão das emoções relativas a um problema é, em parte, uma forma que a criança encontra de se transformar no centro das atenções enquanto fala.

6. Se o processo do desenvolvimento da linguagem ocorreu corretamente, a criança, a partir dos 4 anos, já adquiriu maturidade suficiente para se fazer entender de forma mais ou menos literal. Sua linguagem já lhe permite comunicar-se bem com as pessoas de seu círculo de convivência.

A criança passa por momentos difíceis e não consegue explicar a situação – de 1 ano e meio a 4 anos

Leve em consideração a fase de desenvolvimento lingüístico que seu filho atravessa e ajude-o a desenvolver a fala para expressar suas emoções da melhor forma possível. A comunicação verbal se torna o principal meio de contato entre vocês. Por isso, é importante ajudar seu filho a desenvolvê-la. Eis alguns conselhos úteis:

- Estimule a criança desde o nascimento e converse com ela, embora ainda não possa entender o que você diz. Não a pressione, mas conte o que vai fazer, o que está fazendo, aonde vai e assim por diante. Faça-lhe perguntas para que ela também fale.
- Dê sempre oportunidade para que a criança expresse seus desejos, suas necessidades, seus sentimentos e pensamentos. Tenha paciência com a dificuldade que ainda tem de se expressar: quando fizer perguntas à criança, dê-lhe tempo para responder. E deixe que ela responda por si mesma. Não a interrompa.
- Empregue palavras corretas para designar objetos, ações e situações, evitando o uso excessivo de diminutivos. A criança aprende por imitação, portanto, se você a imitar, ela não aprenderá nada.
- Fale com seu filho em tom de voz adequado. Não se pode pedir a uma criança para não gritar se os adultos em redor fazem isso. Respeite e faça seu filho respeitar a vez de cada um falar. Pedimos isso à criança porque normalmente é ela que nos interrompe, mas raramente respeitamos sua vez.
- Quando seu filho diz uma frase, procure sempre alongá-la sintática e semanticamente. Para prolongá-la de forma sintática, responda à frase "carro grande" dizendo: "Sim, é um carro grande". Apresente à criança novos elementos sintáticos para enriquecer

suas frases. Para prolongar semanticamente uma frase, quando a criança disser "olhe, um carro grande", você responderá: "Sim, é um carro grande e muito bonito", aumentando assim o número de palavras que ela normalmente utiliza.

• Comemore o esforço de seu filho e faça elogios quando ele falar direito. Se falar errado, não diga nada. Na área lingüística, é melhor aprender somente pela forma certa: as correções contínuas não contribuem com o aprendizado.

• Estimule o gosto de seu filho pela leitura. Ajude-o a descobrir os livros. Enquanto não souber ler, conte histórias a ele. Caso não entenda alguma palavra, você deve explicá-la e relacioná-la com outros vocábulos.

Por outro lado, ajude seu filho a expressar tudo o que sente utilizando-se de outros meios. A comunicação não-verbal é um desses meios: as crianças dessa idade sabem fazer expressões que transmitem suas emoções e controlam o tom de voz conforme o estado de ânimo que querem passar. O desenho pode ser outra forma de comunicação, assim como a dança e a representação. Nessa faixa etária, é melhor que a linguagem não seja o meio de comunicação mais empregado por seu filho.

A criança se sente indefesa diante dos problemas – de 4 a 6 anos

A "síndrome indefesa" é a sensação que a criança vive quando percebe não ter nenhum controle sobre a situação. Depois de uma situação difícil, cuja solução dependeu da sorte ou de pessoas nas quais não confia, seu filho aprendeu que nem sempre a solução de um problema está em suas mãos nem nas mãos daqueles que o protegem. O conflito começa quando a criança generaliza essa sensação para todos os problemas da vida.

A "síndrome indefesa" diminui a motivação da criança para controlar a própria vida. Caso se sinta assim, seu filho começará a pensar que não vale a pena fazer nada. Esquecerá as soluções encontradas, por ele mesmo ou por você, para os problemas que já resolveram juntos – e seu medo da vida crescerá.

Fique de olho nos possíveis sintomas. Se seu filho perder o gosto pelos prazeres cotidianos, não suportar pequenos fracassos (fizer um drama diante de qualquer frustração, por exemplo) ou demonstrar muita suscetibilidade diante dos outros e baixa auto-estima, provavelmente estará agindo assim porque se sente indefeso.

Ajude seu filho a recuperar a sensação de controle. Você deve ensinar a seu filho que tudo o que fizer poderá mudar sua vida. Mesmo que ele tenha vivido experiências concretas em que perdeu o controle diante de determinada situação ou pessoa, isso faz parte da vida. Faça-o lembrar todas as vezes em que as atitudes dele, e as suas, serviram para mudar os fatos.

Inicie a recuperação do controle pelas questões da vida cotidiana. De alguma forma, você deverá ajudar seu filho a entender que os cuidados com a saúde, a diversão e as brincadeiras com os amigos servem para fazê-lo sentir-se melhor. Ensine-o a prestar atenção na maneira como as pessoas também mudam quando ele muda suas atitudes ("Seus amigos ficarão mais contentes se você estiver feliz"). Lembre-se de que parte da "síndrome indefesa" se origina na dificuldade de voltar a aprender a relação existente entre conduta e resultado.

Evite a *síndrome da hospitalização*. Não trate seu filho como se estivesse enfermo nem lhe dê tudo pronto: isso o faria perder completamente a sensação de controle interno. Lembre-se de que ele não está doente – está apenas aprendendo a superar dificuldades.

A criança que superava os problemas

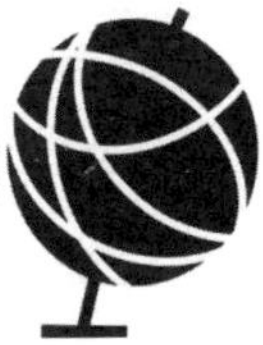

A resiliência (capacidade de superar situações difíceis) é uma das questões mais interessantes da psicologia atual. O protagonista do filme *Billy Elliot* é um bom exemplo disso: graças a essa capacidade, ele se transforma no que deseja ser apesar das circunstâncias e das pessoas que o cercam.

Billy é uma criança de 10 anos, o filho caçula de uma família de escassos recursos. Vive na Inglaterra, em um bairro de mineradores, onde sua família suporta, a duras penas, as precárias condições desses profissionais durante o governo de Margaret Thatcher. A mãe falecera pouco tempo antes, e a dor de sua ausência ainda é sentida por toda a família. O pai e o irmão vivem amargurados e cheios de raiva do mundo. Nessas circunstâncias, Billy descobre uma vocação que mudará sua vida: a dança.

Como nosso protagonista conseguirá seguir em frente nessas condições? Qual é o segredo de sua capacidade de resiliência? O filme nos mostra, pouco a pouco, a personalidade de Billy e as razões de sua força. Ele é alegre, capaz de transformar qualquer detalhe de sua vida em motivo de riso. Essa é uma das causas de sua resistência a situações extremas.

Outra qualidade de Billy aparece, em muitas pesquisas, como um dos grandes fatores da resiliência: a capacidade de extrair forças dos relacionamentos com as outras pessoas. Os indivíduos mais resistentes têm enorme sabedoria emocional: associam-se com aqueles que melhor poderão ajudá-los a se desenvolver. A professora que apresenta Billy ao mundo do balé torna-se para ele uma substituta da mãe que se fora. Ela o ajuda a enfrentar os obstáculos que surgem.

A principal dificuldade de Billy é conseguir dançar, ou seja, conseguir ser ele mesmo em um mundo machista onde sua vocação é considerada coisa de meninas. Apesar de estar na idade em que seria natural que seu pai e seu irmão se tornassem suas referências, Billy se vê obrigado a renunciar ao apoio deles para alcançar seu objetivo.

O último segredo de Billy, sua auto-estima à prova de bombas, é o que lhe permite seguir adiante em sua difícil caminhada. O jovem deseja continuar amando seus familiares, mas espera que eles respeitem suas diferenças – difícil tarefa para quem, desde cedo, necessita de grande capacidade de resiliência.

Os pais, às vezes, demoram a acreditar que podem fortalecer essa qualidade de seus filhos. Afinal, consideramos nossas crianças mais indefesas do que realmente são. Mas não devemos esquecer uma coisa: o filme *Billy Elliot* se baseia em uma história real. Depois de vê-lo, muitas pessoas se identificam com sua história.

BIBLIOGRAFIA

Vinte livros para pais com pouco tempo e muito amor:

BEETLESTONE, F. *Niños Creativos, Enseñanza Imaginativa.* La Muralla, Barcelona, 1999.

BOWLBY, J. *El Vínculo Afectivo.* Paidós, Barcelona, 1992.

BRONSTEIN, V. E ÁLVAREZ, S. *Niños Creativos.* RBA, Barcelona, 2001.

BRUER, J.T. *El Mito de los Tres Primeros Años.* Paidós, Barcelona, 2000.

CUBELLS, J.M. E RICART, S. *¿Por Qué Lloras?* Martínez Roca, Barcelona, 1999.

CYRULNIK, B. *Os Patinhos Feios.* São Paulo, Martins Fontes, 2004.

DAVIDSON, A. E DAVIDSON, R. *Los Secretos de los Buenos Padres: Cómo Tener Hijos Equilibrados.* Médici, Barcelona, 1998.

DIAZ, C. *Diez Palabras Clave para Educar en Valores.* Emmanuel Mounier, Barcelona, 1998.

DOLTO, F. *El Niño y la Familia: Desarrollo Emocional y Entorno Familiar.* Paidós, Barcelona, 1998.

GONZÁLEZ, C. *Bésame Mucho.* Temas de Hoy, Madrid, 2003.

HARRIS, J.R. *Diga-me com quem Andas...* Rio de Janeiro: Objetiva, 1999.

LANGIS, R. *Aprende a Decir No a Tus Hijos.* Sirio, Málaga, 1999.

LEBOYER, F. *Shantala: Massagem para Bebês: Uma Arte Tradicional.* São Paulo, Ground, 1986.

MILLER, A. *Por Tu Propio Bien. Raíces de la Violencia en la Educación del Niño.* Tusquets, Barcelona, 1998.

PANIEGO, J.A. *Cómo Educar en Valores: Métodos y Técnicas para Desarrollar Actitudes y Conductas Solidarias.* CCS, Madrid, 1999.

SAINZ, R. *La Aventura de Ser Padres: Cuidados y Educación en la Infancia.* Libertarias-Prodhufi, Barcelona, 1999.

SMALL, M.F. *Nuestros Hijos y Nosotros*. Javier Vergara Editor, Barcelona, 2000.

SOLTER, A.J. *Mi Bebé lo Entiende Todo*. Médici, Barcelona, 2002.

STEEDE, K. *Los 10 Errores Más Comunes de los Padres*. Edaf, Barcelona, 1999.

TAYLOR, S.E. *Lazos Vitales*. Taurus, Madrid, 2002.

Este livro foi impresso pela Sermograf
em papel *offset* 90g.